T0197282

Chronische Blasenentzündungen

Elke E. Heßdörfer

Chronische Blasenentzündungen

Ein Ratgeber zur ganzheitlichen
Behandlung

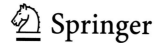

Elke E. Heßdörfer
Blasenzentrum Westend
Berlin, Deutschland

ISBN 978-3-662-64520-8   ISBN 978-3-662-64521-5   (eBook)
https://doi.org/10.1007/978-3-662-64521-5

Die Deutsche Nationalbibliothek verzeichnet diese Publikation in der Deutschen Nationalbibliografie;
detaillierte bibliografische Daten sind im Internet über http://dnb.d-nb.de abrufbar.

Covermotiv: © stock.adobe.com/travnikovstudio/ID 322048044
Covergestaltung: deblik, Berlin

Planung: Susanne Sobich, Lektorat: Sirka Nitschmann
Springer ist ein Imprint der eingetragenen Gesellschaft Springer-Verlag GmbH, DE und ist ein Teil von
Springer Nature.
Die Anschrift der Gesellschaft ist: Heidelberger Platz 3, 14197 Berlin, Germany

Vorwort

Dieser Ratgeber liegt mir als Urologin sehr am Herzen. Er soll über den Tellerrand der Schulmedizin blicken und Frauen (und natürlich auch betroffene Männer) in die Lage versetzen, selbst Wege aus dem Dilemma chronischer Blasenentzündungen zu finden. Denn das Spektrum der Schulmedizin ist sehr limitiert und für viele Frauen oft in eine Leidensodyssee führend. Antibiotika als Kurz- oder Langzeittherapie, Phytopharmaka wie Bärentraubenblätter, Meerrettichwurzel, Kapuzinerkressekraut, Liebstöckelwurzel mit Rosmarin und Tausendgüldenkraut, Hauhechelwurzel, Orthosiphonblättern und Goldrutenkraut, Birkenblätter, um nur die bekanntesten zu nennen, D-Mannose, Cranberries, Forskolin, Impfungen mit Darmbakterien (UroVaxom® oder StroVac® – wussten Sie übrigens, dass StroVac® Quecksilber und Aluminium enthält? –, Östrogene für die Scheide, Blasenspülungen mit Hyaluronsäure und/oder Chondroitinsulfat. Welche Betroffene hat nicht schon vieles davon probiert?

Ich möchte Frauen mit chronischen Blasenentzündungen neue Behandlungsperspektiven eröffnen, die schon lange existieren, aber schulmedizinisch wegen fehlender Studiendaten nicht anerkannt, somit nicht als wirkungsvoll angesehen und daher nicht empfohlen werden. Allerdings gibt es Hoffnung am Horizont: 2022 ist die erste Studie publiziert worden, die als einzigen Unterschied zwischen blasengesunden Frauen und Frauen mit chronischen Blasenentzündungen eine veränderte Darmbakterienzusammensetzung dokumentieren konnte. Genau das, was ich in meinem Alltag schon längst festgestellt habe und therapiere. Aber allen alternativmedizinischen Maßnahmen zum Trotz: Manchmal muss es doch ein Antibiotikum sein! Allerdings fängt da schon das erste Problem an. In der aktuell noch gültigen Leitlinienversion zur Therapie von Harnwegsinfekten, die derzeit aktualisiert wird, werden aufgrund der momentanen Antibiotikaresistenzlage (unter Antibiotikaresistenz versteht man, dass ein Antibiotikum gegen einen bestimmten Keim unwirksam ist) diverse Antibiotika empfohlen, ohne zwischen Breitband- und Schmalbandantibiotikum zu unterscheiden. Mit dem ersten falschen Antibiotikum kann aber bereits – für die meisten Ärzte noch völlig unbekannt – der Grundstein für chronische Blasenentzündungen gelegt werden, weil durch das Breitbandantibiotikum eine Schneise in die für das Immunsystem wichtigen Darmbakterien, die als Kollateralschaden der Antibiotikatherapie leider auch abgetötet werden, geschlagen wird. Das harmlos erscheinende Granulat Fosfomycin-Trometamol, das nur einmalig gegeben wird, ist zum Beispiel so ein Breitbandantibiotikum, Nitrofurantoin hingegen nicht. Tierexperimentelle Daten bestätigen die sehr unterschiedlichen Auswirkungen beider Mittel auf das Darmmikrobiom. Unter Mikrobiom versteht man die Gesamtheit aller Bakterien, früher als Flora bezeichnet. Die Einmalgabe von Fosfomycin-Trometamol hatte im Vergleich zur siebentägigen Einnahme des Nitrofurantoin in dieser Studie bei Mäusen erheblich mehr negative Auswirkungen auf die Darmbakterien. Wasser und die Gabe einer pflanzlichen Dreierkombination aus Rosmarin, Tausendgüldenkraut und Liebstöckel (Canephron ®N bzw. Canephron® Uno) veränderten die Darmbakterien hingegen überhaupt nicht.

Ganz besonders möchte ich allen, die neben Blasenentzündungen auch noch an weiteren Erkrankungen wie beispielsweise Reizdarm, einer entzündlichen Darmerkrankung, einer autoimmunen Schilddrüsenerkrankung (Hashimoto genannt), Heuschnupfen, Akne oder

Rheuma leiden, diesen ganzheitlichen Ratgeber besonders ans Herz legen, denn der besondere Charme dieses ganzheitlichen Konzeptes besteht darin, dass sozusagen „zwei Fliegen mit einer Klappe geschlagen werden können". Gerade der Zusammenhang von Blasenentzündungen mit Magen-Darmbeschwerden ist viel häufiger als Urologen denken, weil wir gar nicht aktiv danach fragen. Dies bestätigt erstmals 2022 eine italienische Arbeitsgruppe in einer Pilotstudie, in der 68% von Frauen mit chronischen Blasenentzündungen unter zusätzlichen Magen-Darmbeschwerden wie Reizdarm, entzündlichen Darmerkrankungen, Reflux oder Laktoseintoleranz litten.

Mir ist bewusst, dass es noch viel mehr alternative Therapien gibt, die durchaus auch wirkungsvoll sein können, aber in diesem Buch unerwähnt bleiben; denn der Buchinhalt spiegelt meine persönliche Erfahrung mit bestimmten Therapien wider.

Liebe männliche Leser mit Blasenentzündungen: bitte verzeihen Sie mir, dass in Kap. 1 fast immer nur von Frauen die Rede ist, obwohl viele der Grundlagen auch für Sie gelten; das Kap. 2 richtet sich ausschließlich nur an Frauen, also bitte dann gleich weiterlesen bei Kap. 3.

Ich wünsche Ihnen durch das Lesen des Buches neue Anregungen, die Sie ausprobieren können, um Ihre Blasenentzündungen endlich loszuwerden. Der Einfachheit halber habe ich mich entschlossen auf das Gendern zu verzichten.

Dr. med. Elke E. Heßdörfer

.

Inhaltsverzeichnis

1

Grundlagen

1.1 Was sind die Zeichen für eine Blasenentzündung und wie oft kommt sie vor?

Schmerzen beim Wasserlassen, plötzlicher Harndrang und Schmerzen im Unterleib, dazu das Gefühl ständig auf die Toilette gehen zu müssen – welche Frau kennt das nicht? Dies sind untrügliche Zeichen für eine Blasenentzündung. Manchmal ist auch Blut im Urin sichtbar. Dies resultiert aus der durch die Entzündung angegriffene oberste Schleimhautschicht, in der nun kleinste Blutgefäße entzündungsbedingt freiliegen. Mediziner nennen diese Erkrankung Zystitis, Harnwegsinfekt bzw. Harnwegsinfektion; alle Begriffe bedeuten dasselbe. Im weiteren Text des Buches möchte ich bei dem Wort Blasenentzündung bleiben.

Bis zum 24. Lebensjahr erleidet eine von drei Frauen bereits mindestens eine Blasenentzündung, die antibiotisch behandelt werden muss. Die Hälfte aller Frauen bekommt einmal im Leben eine Blasenentzündung; fast 20 % dieser Frauen erleiden allerdings eine zweite Blasenentzündung; wiederum 30 % aus dieser Gruppe bekommen

E. E. Heßdörfer, *Chronische Blasenentzündungen*, https://doi.org/10.1007/978-3-662-64521-5_1

eine dritte Blasenentzündung und wiederum 80 % dieser Gruppe entwickeln eine chronische Blasenentzündung; die Mediziner nennen dies
rezidivierende Zystitiden bzw. Harnwegsinfekte. Dies trifft für etwa 3 %
aller Frauen zu.

> Von rezidivierenden Harnwegsinfekten, also chronischen Blasenentzün-
> dungen, spricht man wenn zwei und mehr Blasenentzündungen innerhalb
> von 6 Monaten oder drei und mehr Episoden innerhalb von 12 Monaten
> auftreten.

1.2 Grundsätzliche Fakten zu Blasenentzündungen

Vielleicht wissen Sie es schon: Männer haben viel seltener Blasenentzündungen als Frauen. Warum ist das so? Die Antwort ist in der
weiblichen Anatomie zu sehen. Die weibliche Harnröhre ist etwa nur
2,5 bis 3 cm lang oder besser gesagt kurz und damit sehr leicht zugäng-
lich für eine Bakterieninvasion von außerhalb der Blase. Zudem ist der
Weg vom Analbereich zur Scheide auch nicht weit.

Bakterien
Nicht von ungefähr ist der häufigste Erreger von Blasenentzündungen
der Darmkeim Escherichia coli, auch kurz E. coli genannt. Aber auch
weitere Darmbewohner wie Proteus mirabilis, Klebsiella pneumoniae
und Enterokokken, um nur einige der Erreger von Blasenentzündungen
zu nennen, können eine Blasenentzündung auslösen; man nennt diese
Erreger uropathogene Keime, also im Urogenitaltrakt krankheitsverursachende Keime. Aber auch Scheiden- oder Hautbakterien wie zum
Beispiel Staphylokokkenarten können sich in die Harnröhre und Blase
verirren und eine Entzündung nach sich ziehen.
Besiedelt ein Keim die Harnröhre oder Blase, der dort nicht hin-
gehört, ist letztendlich das Immunsystem gefordert, was dazu führt, dass
eine Gruppe von Frauen nie Blasenentzündungen bekommt und die
andere ganz oft.

Die gute Nachricht ist, dass Blasenentzündungen, die ohne Zweifel für die Betroffenen sehr schmerzhaft und lästig sind, ohne Folgeschäden für die Blase abheilen. Früher sprach man erst von einer behandlungsbedürftigen Blasenentzündung, wenn mindestens 100.000 sogenannte koloniebildende Einheiten (KBE) pro Milliliter Urin auf dem Nährboden nachweisbar waren. Dies wird in den Laborbefunden als 10^5 KBE bezeichnet. Koloniebildende Einheiten werden die rundlichen Bakterienkolonien genannt, die auf einem Nährboden wachsen und die letztendlich die Keimzahl bestimmen. Bei Nachweis von unter 10.000 KBE (also KBE $<10^4$) pro Milliliter Urin wird von einer Verunreinigung durch Haut- oder Scheidenbakterien ausgegangen. Mittlerweile ist aber bekannt, dass auch bereits geringe Bakterienmengen, insbesondere, wenn es sich um nur einen Keim handelt, Blasenentzündungssymptome auslösen können.

Falls im Urin drei oder noch mehr Erreger wachsen, liegt eindeutig eine Urinverunreinigung durch Scheiden- oder Hautbakterien vor. Man spricht von einer Mischkultur oder Kontamination. In diesem Fall wird von den Laboren keine Austestung der passenden Antibiotika, das sogenannte Antibiogramm, vorgenommen, sondern eine Urinneueinsendung empfohlen. Finden sich in der Urinkultur zwei verschiedene Keime wird oft ein Antibiogramm für beide Keime bestimmt, aber auch hier ist bereits zu bedenken, dass eine Verunreinigung vorliegen könnte, denn Blasenentzündungen werden in der Regel nur von einem Keim ausgelöst. Meist ist einer der beiden Erreger in geringerer Keimzahl vorhanden oder es handelt sich um einen unbedeutenden Keim der Standortbesiedelung der Haut oder Scheide. Hier sollte von ärztlicher Seite vor allem nicht in der Absicht ein passendes Antibiotikum für beide Keime zu finden, der Fehler gemacht werden ein hochwirksames Breitbandantibiotikum auszuwählen. Vielmehr sollte versucht werden, nur den Keim mit der höheren Keimanzahl zu behandeln oder alternativ eine neue Urinprobe eingeschickt werden.

Urinentnahme

Für eine optimale Urinprobe ist genau genommen Spontanurin nicht geeignet. Wünschenswert wäre die Gewinnung von Mittelstrahlurin, bei dem die erste Urinportion verworfen wird. Idealerweise sollten Sie außerdem bei der Probenabgabe die zuvor gereinigten Schamlippen spreizen. Dies alles wird im normalen Praxisalltag meist nicht beachtet bzw. ist nicht umsetzbar. Aber auch hier gibt es eine gute Nachricht: Es gibt die erste Studie, die unterschiedliche Arten der Uringewinnung zum Teil mit zuvor erfolgter mündlicher oder schriftlicher Information der Patientinnen über die Technik der Uringewinnung untersuchte; zwar fanden sich in den Urinproben Unterschiede in der Keimzahl, aber diese waren nach Meinung der Autoren eher zu vernachlässigen. Als Ergebnis der Studie muss festgestellt werden, dass der Erststrahlurin keine besonders aussagekräftige Methode zur Urinprobengewinnung darstellt und der Mittelstrahl immer noch trotz der erwähnten Kontaminationsgefahr besser ist.

Um eine Verunreinigung komplett auszuschließen, wäre die Analyse des mittels eines Katheters gewonnenen Urins ideal. Die Gewinnung von Katheterurin, früher ein Muß in urologischen Praxen, unterbleibt heutzutage selbst in den meisten urologischen Praxen aus Zeitgründen.

Bei der Befundung von mittels eines Katheters gewonnenem Urin gilt jede noch so geringe Keimzahl – vor allem wenn es sich nur um einen einzelnen Keim handelt- als Beleg für eine Entzündung.

Viele Frauen empfinden die Vorstellung dieser Art von Uringewinnung als abschreckend und lehnen sie ab, obwohl eine Katheterisierung nicht schmerzhaft sein muss, wenn ein Gleitmittel verwendet wird. Allerdings ist nie hundertprozentig ausgeschlossen, dass auf diesem Wege Bakterien, die am Harnröhreneingang sitzen, mit in die Blase hineintransportiert werden, was jedoch sehr selten vorkommt.

Problem bei der Diagnostik von Blasenentzündungen
Ein Hauptproblem bei der Diagnostik von Blasenentzündungen ist meines Erachtens, dass in hausärztlichen oder gynäkologischen Praxen, die meist die erste Anlaufadresse von Frauen mit Blasenentzündungen sind, oft nur ein Urinteststreifentest erfolgt. Dieses Vorgehen wird auch

in der derzeit geltenden interdisziplinären Leitlinie[1], dies ist eine Art Handlungsanweisung für in der Medizin Tätige, empfohlen. Der Grund für die Empfehlung liegt auf der Hand: In Anbetracht der Häufigkeit von Blasenentzündungen sollen die Kosten für Laborleistungen minimiert werden. Ein derartiger Urintest, kurz **Urinstix** genannt, lässt sich jederzeit schnell vor Ort in jeder Praxis durchführen; dabei wird jedoch nicht erwähnt, dass diese Teststreifen in ihrer Aussagefähigkeit sehr limitiert sind. Sie können, wie alle Schnelltests, sowohl falsch positiv als auch falsch negativ sein. Ich habe selbst dazu vor einigen Jahren eine Urinuntersuchung bei 1754 Patientinnen gemacht, wo trotz unauffälligen Urinteststreifens bei 20,1 % der Patientinnen in der Urinkultur Bakterien nachweisbar waren.

Zur Erklärung: Bei einer **Urinkultur** wird eine kleine Menge Urin (in der Regel 10 µl Urin) auf verschiedene Nährböden, sogenannte Agarplatten oder Petrischalen, aufgetragen und für mindestens 24 h in den Brutschrank bei 37 °C gestellt, die Keime werden bebrütet. Es werden in der Regel zwei bis drei verschiedene Agarplatten verwendet. Denn selektive Agarplatten können bereits durch dem Nährboden zugefügte Antibiotika das Wachstum bestimmter Bakterien unterdrücken. So kann zum Beispiel zwischen Gram-positiven und Gram-negativen Bakterien, zu letzteren gehört unter anderem der E. coli-Keim, differenziert werden.

Im nächsten Schritt wird ein **Antibiogramm** von dem auf dem Nährboden gewachsenen Keim erstellt. Das Antibiogramm ist ein Labortest zur Bestimmung der Empfindlichkeit des Keims gegenüber einer Vielzahl von getesteten Antibiotika. Hierfür gibt es mehrere Labortestmethoden, wobei diese Austestung in der Regel 24 h dauert. Ein Antibiotikum ist sensibel, wenn es den betreffenden Keim bekämpfen kann, oder resistent, wenn es wirkungslos ist. Daneben gibt es noch eine dritte Kategorie, die man als intermediär bezeichnet;

---

[1] *Interdisziplinäre S3 Leitlinie: Epidemiologie, Diagnostik, Therapie, Prävention und Management unkomplizierter, bakterieller, ambulant erworbener Harnwegsinfektionen bei erwachsenen Patienten. 2017 AWMF Registernummer: 043/044,* https://register.awmf.org/assets/guidelines/043-044l_S3_Harnwegsinfektionen_2017-05.pdf.

in diesem Fall wirkt das betreffende Antibiotikum meist nur, wenn es höher als normal dosiert wird.

Für Praxen, die kein eigenes Urinlabor haben, gibt es, statt den Urin für eine Urinkultur direkt ins Labor zu schicken, die Möglichkeit einen **Eintauchnährboden** zu verwenden. Dieses Verfahren wird aber kaum mehr angewendet. Aber auch hier gibt es einen Nachteil: bei niedriger Anzahl von Keimen unter 10.000 Kolonien ($<10^4$) zeigt der Eintauchnährboden kein Wachstum.

Noch „ein Wort" zu den bereits erwähnten **Urinteststreifen:** Bei einer akuten Blasenentzündung, die erstmals auftritt, kann sicher auf eine Urinkultur verzichtet werden; aber bei chronischen Blasenentzündungen oder Symptomen einer Blasenentzündung trotz Behandlung und unauffälligem Urinteststreifen sollte meiner Meinung nach ein Antibiogramm erfolgen, statt das zweite oder dritte Antibiotikum „blind," auf „gut Glück" zu verordnen. Denn Breitbandantibiotika wirken nicht nur auf den krankheitsverursachenden Keim in der Blase, sondern auch auf unsere nützlichen Bakterien im Darm wie bereits im Vorwort ausgeführt. Ganz bekannt und gefürchtet sind Durchfälle durch Zunahme des Bakteriums Clostridium difficile, aber selbst wenn keine Symptome auftreten bedeutet dies nicht, dass das Antibiotikum keine Flurschäden, man nennt dies Kollateralschäden, im Darm hinterlassen hat. Die Folgen so einer antibiotikaverursachten Darmfehlbesiedlung, Darmdysbiose genannt, sind weitreichend. Dazu mehr in Kap. 3.

Von Urinteststreifen als Selbsttest rate ich ab. Denn wie ausgeführt können Teststreifen falsch negativ sein, aber auch falsch positiv. Falsch positiv bedeutet, dass der Test etwas nachweist, das so nicht vorhanden ist. Das gilt besonders für die Anzeige von Blut oder Leukozyten. Letztere sind weiße Blutkörperchen, die als Zeichen einer Entzündung gelten. Es ist nie ausgeschlossen, dass in der Urinprobe auch Scheidenbakterien sind, die die Teststreifen positiv reagieren lassen.

Außerdem sind die Teststreifen so empfindlich, dass sie oft bereits Blut anzeigen, wenn nur ein bis zwei rote Blutkörperchen pro Gesichtsfeld im Urin nachweisbar sind, was völlig normal ist. Nicht selten rezeptieren Ärzte allein bei Blut im Stix schon – völlig unnötig – ein Antibiotikum.

Das untrüglichste Zeichen für eine Blasenentzündung ist, wenn der Teststreifen Nitrit anzeigt, was allerdings nicht bei allen Bakterienarten der Fall ist. Aber grundsätzlich gilt, auch wenn der Teststreifen unauffällig ist, Sie jedoch Symptome wie Brennen beim Wasserlassen, plötzlichen und häufigen Harndrang und Schmerzen im Unterleib haben, dass es sich sehr wahrscheinlich um eine Blasenentzündung handelt.

Nicht unerwähnt möchte ich das **Urinsediment** als Urindiagnostik lassen; dies ist im Gegensatz zum Urinteststreifen eine mikroskopische Untersuchung des Urins, nachdem dieser zentrifugiert wurde. Nach dem Zentrifugieren wird ein Tropfen des Bodensatzes unter dem Mikroskop betrachtet. Die Analyse eines Urinsediments ist ein Routineverfahren in urologischen Praxen; grundsätzlich kann aber diese Untersuchung von jedem Labor angefordert werden; auch hier ist aber das Problem der Verunreinigung durch Scheidenbakterien gegeben, so dass der Nachweis von Bakterien und Leukozyten (weiße Blutkörperchen) auch zu falschen Rückschlüssen führen kann.

1.3 Welches sind die Risikofaktoren für Blasenentzündungen?

Risikofaktoren für das Auftreten von Blasenentzündungen sind bei den **jungen Frauen** vor allem Geschlechtsverkehr, Verhütung mit Scheidendiaphragmen und Spermiziden. Man spricht bei jungen Frauen auch von Honeymoon-Zystitis. „Honeymoon" ist das englische Wort für „Flitterwochen". Hintergrund ist, dass viele Frauen früher ihren ersten Sex nach der Hochzeit hatten. Beim Geschlechtsverkehr können durch mechanische Beanspruchung Bakterien aus der Scheide in die Harnröhre einmassiert werden oder die Frauen kommen mit Bakterien des Partners in Kontakt, an die sich ihr Immunsystem erst gewöhnen muss.

Bei den **Frauen nach den Wechseljahren** ist hauptsächlich der Rückgang der Östrogenproduktion schuld an den Blasenentzündungen. In einer großen niederländischen Studie fanden sich chronische Blasenentzündungen bei jeder sechsten Frau nach den Wechseljahren. Die in der Vagina bei Frauen vor der Menopause vorhandenen Milchsäurebakterien, Laktobazillen genannt, verhungern, da ihnen das Glykogen aus dem Östrogenabbau fehlt. Die Folge ist eine pH-Erhöhung der Scheide und dies ist ein idealer Nährboden für die vermehrte Besiedelung mit Darmbakterien. Heimtückisch ist, dass dies zunächst keine Beschwerden, also weder Ausfluss noch Juckreiz oder Geruch, verursacht. Ein derartiger **Laktobazillenmangel** kann aber auch bereits bei jungen Frauen auftreten, die die „Pille" nehmen, die auch einen Östrogenmangel verursachen kann. Die immer präsenten Darmbakterien haben aufgrund der Nähe zur Blase und der kurzen Harnröhre ein leichtes Spiel vom Damm über die Scheide und Harnröhre in die Blase zu gelangen und dort eine Entzündung auszulösen.

    Kälte ist ein weiterer Risikofaktor für Blasenentzündungen. Das gilt für kalte Füße oder generell im Winter, wo es häufiger zu Blasenentzündungen kommt. Kälte führt zu einer Verengung der Blutgefäße und dies bedeutet, dass weniger Immunzellen im Falle eines Eindringens von Bakterien in die Blasenschleimhaut für eine Abwehr vor Ort sind. Vaginaler Sex ist – wie bereits erwähnt – ein bekannter und häufiger Grund für Blasenentzündungen. Viele Frauen berichten, dass **kondomgeschützter Geschlechtsverkehr** weniger häufig zu Blasenentzündungen führt. Sperma ist alkalisch und somit ein Risikofaktor für das saure Scheidenmilieu.

    Auch Petting oder Sex unter Frauen kann allein durch die mechanische Beanspruchung dafür sorgen, dass Bakterien aus dem Damm- und Scheidenbereich in die Blase gerieben werden können.

    Vaginaler Sex nach dem Analsex ist ein weiterer Risikofaktor für Blasenentzündungen, denn die meisten Erreger sind ja Darmbakterien, die dann leicht in die Blase kommen können.

    Eine aktuelle Studie fand heraus, dass Blasenentzündungen nicht selten im Rahmen einer **Reisediarrhöe** in den Tropen oder Subtropen auftreten. Als Reisediarrhöe wird eine Infektion des Gastrointestinaltrakts bezeichnet, die im Rahmen einer Reise, zumeist in die Tropen oder Subtropen, auftritt und mit Durchfall einhergeht und durch toxinbildende Darmbakterien verursacht wird. Diese Bakterien nutzen dann „die Gunst der Stunde", um in Richtung Scheide über die Harnröhre in die Blase einzudringen. Grundsätzlich können aber auch **Diarrhöen** beispielsweise im Rahmen entzündlicher Darmerkrankungen zu chronischen Blasenentzündungen führen. Hier ist Hygiene das oberste Gebot.

Besondere Gruppen von Menschen haben ein höheres Risiko für das Auftreten von Blasenentzündungen. Hierzu gehören Schwangere, Menschen mit anatomischen Veränderungen oder Erkrankungen des Harntrakts wie vor allem Blasenentleerungsstörungen mit Restharnbildung, Menschen die sich selbst katheterisieren müssen, um ihre Blase zu entleeren oder Dauerkatheterträger, genauso wie Menschen mit einem schlecht eingestellten Diabetes mellitus.

> Haben die Betroffenen von Blasenentzündungen darüberhinaus Begleiterkrankungen im Harntrakt, die in Verbindung mit Blasenentzündungen stehen, werden diese als komplizierte Blasenentzündungen bezeichnet.

Nicht selten finden sich bei komplizierten Blasenentzündungen auch andere Erreger und oft auch resistente Keime. Eine Kurzzeittherapie wie bei unkomplizierten Blasenentzündungen reicht in diesem Fall oft nicht aus.

1.4 Muss bei einer Blasenentzündung immer ein Antibiotikum genommen werden?

Grundsätzlich gibt es keinen Unterschied in der Behandlung zwischen einer einmaligen Blasenentzündung und chronischen Blasenentzündungen.

Bis vor wenigen Jahren war die Frage nach dem Muss eines Antibiotikums immer mit einem klaren „Ja" zu beantworten. Inzwischen gibt es aber Studien mit Ibuprofen (3-mal täglich 400 mg für fünf Tage) oder der bereits im Vorwort erwähnten pflanzlichen Dreierkombination aus Rosmarin, Tausendgüldenkraut und Liebstöckel (Canephron® N 3-mal täglich 2 Dragees bzw. Canephron® Uno 3-mal täglich 1 Dragee für zehn Tage), die im Vergleich gegen das Antibiotikum Fosfomycin-Trometamol ein vergleichbar gutes Ergebnis zeigen. Der Vorteil einer

Ibuprofen- oder Kombinationstherapie aus Rosmarin, Tausendgüldenkraut und Liebstöckel besteht darin, dass es nicht zu einer zusätzlichen Schädigung der Darmbakterien kommt. Allerdings möchte ich
anmerken, dass sich grundsätzlich Schmerzmittel wie Ibuprofen, wenn
über einen längeren Zeitraum genommen, durch Schädigung der Darmschleimhautbarriere (dazu mehr in Kap. 3.3) negativ auf das Immunsystem auswirken können. Zudem kann Ibuprofen, über einen längeren
Zeitraum oder häufig eingenommen, zu Nierenschäden führen.

Frei verkäufliche Blasentherapeutika
Frei verkäufliche Blasentherapeutika überschwemmen den Markt und
viele Frauen probieren diverse Mittel, bevor sie eine Arztpraxis auf-
suchen. Selbst die Leitlinie zur Behandlung von Blasenentzündungen
erwähnt seit 2017 erstmals Alternativen zu Antibiotika, obwohl die
Studienlage für die meisten Substanzen nicht überzeugend ist. Die
meisten Heilpflanzen sind bei akuten Blasenentzündungen untersucht
worden und weniger bei chronischen Blasenentzündungen. Daten für
letztere gibt es bei dem bereits erwähnten Kombinationsprodukt aus
Rosmarin, Tausendgüldenkraut und Liebstöckel, das im Anschluss
an eine akute Blasenentzündung über drei Monate gegeben dazu führte,
dass in dieser Patientengruppe um 73 % weniger Blasenentzündungen
erneut aufgetreten sind als im Vergleich zur Kontrollgruppe.
    Es gibt unzählige weitere Heilpflanzen, die bei Blasenentzündungen
-vor allem akuten Blasenentzündungen – besonders wirksam sein
können. Ich möchte hier nur die wichtigsten Vertreter nennen:
    Mit den in **Kapuzinerkresse** und **Meerrettich** enthaltenen Iso-
thiocyanaten (Senfölen) wird bereits in geringen Mengen eine anti-
bakterielle Wirkung erreicht, wie verschiedene Studien belegen. Es
liegen außerdem Hinweise vor, dass die Senföle auch bei chronischen
Blasenentzündungen eine Therapieoption sein können.
    Bärentraubenblätter werden überwiegend in der Leber zu Hydro-
chinon umgewandelt und mit dem Urin ausgeschieden. Erst durch eine
enzymatische Spaltung in den die Blasenentzündung verursachenden
Bakterien entsteht das antibakteriell wirkende freie Hydrochinon;
dieses ist allerdings in hohen Dosen in Tierversuchen leberkrebsaus-

lösend, weswegen Bärentraubenblätter nicht länger als eine Woche und höchstens fünfmal im Jahr eingesetzt werden sollten.

Goldrute, Brennessel, Hauhechelwurzel, Birkenblätter und **Orthosiphonblätter** haben einen krampflösenden und durchspülenden Effekt. Diese Pflanzen gibt es als Einzelprodukte oder Kombinationspräparate. Grundsätzlich kann ich Ihnen nur den Tipp geben das ein oder andere Produkt auszuprobieren, da die Ansprechrate sehr individuell unterschiedlich ist.

Von den beliebten **Tees** würde ich eher abraten, da pflanzliche Arzneimittel strikteren Chargenkontrollen als Tees unterliegen; denn jede Pflanze hat je nach Witterungsbedingungen, die im Anbau vorherrschten, wie zum Beispiel viel oder wenig Regen oder Sonne, Schwankungen in ihrem Wirkstoffgehalt; bei Tees gibt es derartige Qualitätskontrollen nicht; außerdem entscheidet allein schon die Wassertemperatur darüber, wie der Inhaltsstoff wirkt.

Nachteil aller Phytotherapeutika: Sie belasten den eigenen Geldbeutel, da nur ganz wenige Krankenkassen die Kosten erstatten.

Natürlich ist eine ausreichende **Trinkmenge von 1,5 bis 2 Litern** grundsätzlich allen Frauen mit chronischen Blasenentzündungen zu empfehlen, um möglichst viele Keime auszuscheiden. Wenn Sie Antibiotika wie Fosfomycin-Trometamol oder Nitrofurantoin einnehmen, müssen Sie wissen, dass diese eine lokale Wirkung im Urin haben und durch eine zu hohe Trinkmenge wieder schneller aus der Blase herausgespült werden, was ihre Effizienz deutlich mindert. Exzessive Trinkmengen von 3 Litern und mehr sind grundsätzlich nicht sinnvoll.

Zu den marktdominierenden Substanzen gehören auch D-Mannose und Cranberryprodukte. **D-Mannose** ist ein Einfachzucker, der von unserem Körper nicht verstoffwechselt wird und ausgeschieden wird. Er bindet aber nur an den Darmkeim E. coli, was oft gar nicht bedacht wird, und führt dazu, dass sich die Bakterien nicht mehr an der Blasenwand festsetzen können. In einer placebokontrollierten Studie schnitt D-Mannose (2 g) genauso gut ab wie eine niedrigdosierte Gabe (50 mg) des Antibiotikums Nitrofurantoin.

Die Datenlage zur Vorbeugung von Blasenentzündungen mit **Cranberryprodukten,** die den Markt nahezu überschwemmen, ist nachwievor widersprüchlich. Nach der aktuellsten Auswertung aller vorhandenen Studien zeigt die Hälfte der Studien einen Effekt, die andere Hälfte nicht. Kein Effekt fand sich bei betagten Menschen in Pflegeeinrichtungen, bei Erwachsenen mit neurogenen Blasenentleerungsstörungen und Schwangeren. Cranberries bzw. deren Inhaltsstoff Proanthocyanidin soll das Andocken von Keimen an der Blasenschleimhaut verhindern. Grundsätzlich gilt, dass Proanthocyanidine als sekundäre Pflanzenstoffe in allen Beeren vorkommen und auch Futter für bestimmte Darmbakterien (mehr dazu in Kap. 4.3) sind, was indirekt auch zu einer Verbesserung des Immunsystems führen kann. Aber möglicherweise sind die auf dem Markt verfügbaren Cranberryprodukte zu niedrig dosiert und deswegen so wenig effektiv.

Vor einigen Jahren versprachen erste Studien mit **Forskolin** Erfolg bei Blasenentzündungen, was sich aber leider nicht weiter bestätigen ließ. Forskolin ist ein Terpen und kommt in Harfensträuchern wie beispielsweise der indischen Buntnessel vor.

Alternativen zu einer Antibiotikatherapie haben Sie soeben kennengelernt. Welches Antibiotika in dem Fall, wo es wirklich vonnöten ist, am besten hilft, erfahren Sie im folgenden Abschnitt.

1.5   Welches Antibiotikum hilft am besten gegen Blasenentzündungen?

Welches ist das ideale Antibiotikum, wenn alle Maßnahmen erfolglos waren oder der Schmerz so heftig ist, dass eine schnelle Abhilfe hermuss, was zweifelsohne meist nur mit einem Antibiotikum erzielt werden kann? Grundsätzlich muss zunächst immer „blind" therapiert werden, da zum Zeitpunkt, wenn Sie mit Ihren akuten Beschwerden zum Arzt gehen der Keim ja nicht bekannt ist. Als Erleichterung und Orientierungshilfe gibt es die schon erwähnte Leitlinie zur Therapie von unkomplizierten Harnwegsinfektionen (www.awmf.org), die alle paar Jahre aktualisiert wird, und in einer Kurz- bzw. Langfassung vorliegt. Diese empfiehlt derzeit bei einer Blasenentzündung in alphabetischer Reihenfolge: **Fosfomycin-Trometamol, Nitrofurantoin, Nitroxolin,**

Pivmecillinam und **Trimethoprim,** wobei Trimethoprim nur bei einer Resistenzrate für E. coli unter 20 % empfohlen wird. Deutschlandweit liegt laut der Antibiotika-Resistenz-Surveillance (ARS) des Robert-Koch-Instituts die Resistenzrate für E. coli im Jahre 2021 (dies sind die derzeit aktuellsten verfügbaren Daten) bei 23,9 %. Dies hieße, dass jede 4. Frau mit dem falschen Antibiotikum behandelt werden würde, wenn kein Antibiogramm angefertigt wird. Was ja – Sie erinnern sich – meist der Fall ist.

Die Allgemeinmediziner argumentieren allerdings, dass in diese Statistik nur Daten von Laboren oder urologischen Arztpraxen einfließen, die meist Patienten mit komplizierten Blasenentzündungen behandeln, und keine Daten über Blasenentzündungen aus dem hausärztlichen Bereich. Durch die Fokussierung auf kompliziertere Verläufe würden andere und resistentere Erreger eine Rolle spielen und die Statistik entsprechend beeinflussen. Eine Untersuchung aus dem hausärztlichen Bereich fand vor einigen Jahren eine Resistenzrate von Trimethoprim gegenüber E. coli von 17 %. Für mich persönlich ist diese Argumentation allerdings nicht nachvollziehbar, da es viel wirkungsvollere Substanzen als Trimethoprim gibt; so liegt die Resistenzrate von Fosfomycin-Trometamol für das Beispiel des häufigen E. coli bei 1,3 % und die für Nitrofurantoin bei 1,8 %.

Die derzeitigen Dosierungsempfehlungen finden Sie in folgender Tabelle, die kein Ranking der einzelnen Substanzen darstellt, sondern die alphabetische Reihenfolge widerspiegelt:

Name des Antibiotikums	Tagesdosierung	Dauer
Fosfomycin-Trometamol	1 × 3000 mg	1 Tag
Nitrofurantoin	4 × 50 mg tgl.	7 Tage
Nitrofurantoin Retardform	2 × 100 mg tgl.	5 Tage
Nitroxolin	3 × 250 mg tgl.	5 Tage
Pivmecillinam	2–3 × 400 mg tgl.	3 Tage
Trimethoprim, falls Resistenzrate für E. coli <20 %	2 × 200 mg tgl.	3 Tage

Die Substanz Nitroxolin, die erst wieder in der letzten Version der Leitlinie mit aufgenommen wurde, wird von den meisten Laboren nicht im Antibiogramm miterfasst, was durchaus von Nachteil ist.

Folgende Antibiotika sollen bei der Therapie der Blasenentzündung nicht als Mittel der ersten Wahl eingesetzt werden; dies sind in alphabetischer Reihenfolge: Cefpodoxim, Ciprofloxacin, Cotrimoxazol, Levofloxacin, Norfloxacin, Ofloxacin.

Die Leitlinie, die übrigens im Einklang mit weiteren internationalen Leitlinien zur Therapie von Blasenentzündungen steht, orientiert sich nur an den aktuellen Antibiotikaresistenzen. Unerwähnt bleibt, dass bis auf Nitroxolin und Nitrofurantoin, die Schmalbandantibiotika sind, alle gelisteten Antibiotika Breitbandantibiotika mit negativen Auswirkungen auf die Darmbakterien sind, was inzwischen in tierexperimentellen Untersuchungen und zunehmend auch in Untersuchungen beim Menschen dokumentiert ist.

Bisher gibt es allerdings widersprüchliche Daten wie lange so eine Schädigung der Darmbakterienzusammensetzung anhält. Untersuchungen, die seit Beginn der Mikrobiomforschung 2008 durchgeführt wurden, kommen abhängig von den einzelnen Stoffklassen der Antibiotika zu recht unterschiedlichen Aussagen: Die Schädigung kann Wochen bis Jahre andauern, teilweise bleiben manche Bakterienklassen völlig verschwunden.

Selbst **Nitrofurantoin,** welches über die Nieren ausgeschieden wird und lokal im Urin wirkt, verdrängt kurzzeitig einige Darmbakterien. Das resultiert daraus, dass auch Nitrofurantoin über den Magen-Darm-Trakt aufgenommen wird. Die Verdrängung einiger Darmbakterien hat bei Nitrofurantoin den positiven Nebeneffekt, dass die Substanz gleichzeitig zu einer Zunahme wünschenswerter darmschleimhauternährender Bakterien führt. Das Positive bei Nitrofurantoin ist, dass diese Verschiebungen im Bereich der Darmmikrobiota nach wenigen Wochen wieder reversibel sind.

Zu Nitroxolin gibt es keine Daten hinsichtlich Darmmikrobiomverschiebung.

Die neueste Studie einer amerikanischen Arbeitsgruppe lässt ein wenig hoffen: Fünfzehn Frauen mit chronischen Blasenentzündungen wurden ein Jahr lang untersucht, unter anderem erfolgte alle vier Wochen eine Stuhlanalyse. In dieser Studie wurde bei zwei Drittel Nitrofurantoin und bei einem Drittel Ciprofloxacin, was an für sich inzwischen bei Blasenentzündungen nicht mehr empfohlen wird, als Antibiotikum gegeben. Die Stuhlanalysen ergaben erwartungsgemäß eine Veränderung der Darmbakterienzusammensetzung, die aber nach bereits 2 Wochen wieder zur Ausgangssituation vor der Antibiose zurückkehrte.

Vergleich Nitrofurantoin und Fosfomycin-Trometamol
Eine unlängst publizierte systematische Literatursuche fand in vier Studien keinen Wirksamkeitsunterschied zwischen Nitrofurantoin und Fosfomycin-Trometamol. In einer anderen Studie waren von 513 Frauen an drei Zentren in der Schweiz, Polen und Israel unter Nitrofurantoin am Tag 14 nach Ende der Antibiotikagabe 75 % der Nitrofurantoinpatientinnen beschwerdefrei, in der Fosfomycingruppe nur 66 %; diese Zahl nahm im Verlauf weiter ab; so waren am Tag 28 nach Nitrofurantoin nur noch 70 % und nach Fosfomycin nur 58 % ohne Beschwerden. Das bedeutet aber auch im Umkehrschluss, dass kein Mittel es schafft die Beschwerden zu 100 % zum Verschwinden zu bringen. Auf mögliche Gründe gehe ich in Kap. 1.9 ein.

Außer den bereits beschriebenen negativen Auswirkungen der Antibiotika auf das Darmmikrobiom, gibt es weitere zu unerwünschten Arzneimittelwirkungen. Diese sind grundsätzlich bei jedem Antibiotikum möglich, die Inhalte der Beipackzettel sind für Laien meist abschreckend. Für Nitrofurantoin gilt, dass es nicht bei Leber- oder schwerwiegender Nierenerkrankung genommen werden sollte.

Wichtig

Ein Tipp: Da Blasenentzündungen meist zur unpassenden Zeit, wo kein Arzt verfügbar ist, auftreten, sollten Sie Ihren Arzt bitten, Ihnen schon ein Rezept zu verordnen, sodass Sie jederzeit selbst entscheiden können, wann Sie mit der Antibiotikatherapie starten. Sie können zusätzlich noch eine Urinprobe vor Einnahme des Antibiotikums abnehmen, im Kühlschrank aufbewahren und später in der Arztpraxis zur weiteren Untersuchung abgeben.

Denn nicht immer ist der Erreger E. coli und dann ist schon eine Urinkultur sinnvoll um rechtzeitig erkennen zu können ob das Antibiotikum aktuell überhaupt das Richtige ist. 50 ml Mittelstrahlurin reichen vollkommen aus. Am besten besorgen Sie sich einen Urinbecher aus der Apotheke, um Verunreinigungen der Urinprobe auszuschließen.

1.6   Langzeitprophylaxe

Sollten alle vorbeugenden Maßnahmen und nichtantibiotischen Therapien versagt haben und Sie weiter eine chronische Blasenentzündung haben, wird gerne eine niedrig dosierte antibiotische Langzeitgabe, Langzeitprophylaxe genannt, über 3–6 Monate zum Abend empfohlen. Auch eine Antibiotikaeinmalgabe direkt nach dem Geschlechtsverkehr ist wirkungsvoll. Bei der Langzeitgabe gilt wie bei der Akuttherapie von Blasenentzündungen möglichst ein „mildes Mittel", das eine nicht zu vehemente Schädigung des Darmmikrobioms mit sich bringt, zu wählen. Gleichzeitig sollte das Antibiotikum nicht zu schnell Resistenzgene entwickeln. Auch hier ist wieder Nitrofurantoin zu favorisieren, was auch bei längerer Anwendung wenig Potenzial hat, derartige Resistenzgene in den Bakterien zu erzeugen.

Die deutsche Harnwegsinfektionsleitlinie empfiehlt als Langzeitgabe auch alle Antibiotika, die zur Therapie der akuten Blasenentzündung eigentlich nicht eingesetzt werden sollten, was ich für bedenklich halte. Dies widerspricht auch der Leitlinie der Europäischen Urologenvereinigung EAU, die zur Langzeitprophylaxe ganz klar Nitrofurantoin 50 mg oder 100 mg 1-mal täglich, Fosfomycin-Trometamol 3000 mg alle 10 Tage, Trimethoprim 100 mg 1-mal täglich und in der Schwangerschaft Cefalexin 125 mg oder 250 mg oder Cefaclor 250 mg jeweils 1-mal täglich empfiehlt. Eine Langzeitantibiose sollte idealerweise immer abends vor dem Schlafengehen erfolgen, um eine möglichst lange Einwirkzeit über Nacht im Urin zu garantieren.

1.7   Besondere Blasenentzündungen

1.7.1 Blasenentzündungen in der Schwangerschaft

Grundsätzlich gibt es hier weder das ideale pflanzliche Mittel noch das ideale Antibiotikum. In der Regel liegt dies nicht daran, dass die Substanzen wirklich Schaden verursachen, sondern dass es keine ausreichenden Studiendaten hinsichtlich der Unbedenklichkeit für den

Embryo gibt. Meist wird eine Antibiotikatherapie bis zu 7 Tagen empfohlen, da es zu wenig Daten zur Kurzzeittherapie bei Schwangeren gibt. Für die Therapie kommen Fosfomycin-Trometamol (Einmaltherapie), Penicilline oder Cephalosporine in Frage. Nitrofurantoin ist nicht im letzten Trimenon erlaubt, Trimethoprim nicht im 1. Trimenon und Cotrimoxazol nicht im 3. Trimenon.

Das Pharmakovigilanz – und Beratungszentrum für Embryonaltoxikologie der Charité-Universitätsmedizin Berlin (www.embryotox. de) stuft hingegen Trimethoprim, Cotrimoxazol und Nitrofurantoin grundsätzlich als Mittel der 2. Wahl ein. Die Therapie sollte jeweils mit dem behandelnden Arzt abgestimmt werden.

1.7.2 Sonderfall Nierenbeckenentzündung

Eine Nierenbeckenentzündung, Pyelonephritis genannt, ist eine aus der Blase aufsteigende Entzündung in die Niere(n), die mit Fieber >38°, Schüttelfrost, Flankenschmerzen, Übelkeit und Erbrechen mit oder ohne zuvor vorhandene Zeichen einer Blasenentzündung einhergeht. Sie kann einseitig oder auch beidseitig auftreten. Schweißausbrüche, Schüttelfrost, Flanken- oder auch nur Rückenschmerzen im Kreuzbein- oder LWS-Bereich verbunden mit einem großen Krankheitsgefühl sind oft die ersten Symptome. Zur Unterscheidung zwischen „nur" Blasen- oder doch schon Nierenbeckenentzündung ist der Entzündungswert „C-reaktives Protein (CRP)" hilfreich, der bei einer Blasenentzündung nie erhöht ist. Viele Praxen haben inzwischen Messgeräte für CRP und müssen das Blut nicht in ein Labor schicken. Eine Analyse vor Ort dauert nur etwa fünfzehn Minuten bis zum Ergebnis.

Im Gegensatz zu einer Blasenentzündung sollte bei einer Nierenbeckenentzündung unbedingt eine Urinkultur erfolgen, die gelegentlich aber auch unauffällig sein kann, da die Keime bereits in der Niere und nicht mehr in der Blase sind. Warum ist es so entscheidend zu wissen, ob eine beginnende Nierenbeckenentzündung vorliegt? Es ist für den Arzt entscheidend für die Wahl des Antibiotikum und die Therapiedauer. Nierenbeckenentzündungen werden immer mit Breitbandantibiotika über – je nach gewähltem Medikament – 5–10 Tage behandelt.

Die Mittel, die hier zum Einsatz kommen sind vor allem Ciprofloxacin, Levofloxacin (zählen beide zur Gruppe der Fluorchinolone) und Cefpodoxim. Bei schweren Verläufen muss eine intravenöse Antibiotikagabe erfolgen. Fluorchinolone sind in den letzten Jahren wegen ihrer wenngleich auch seltenen Nebenwirkungen wie beispielsweise Sehnenscheidenentzündungen, Sehnenrissen, psychotischen Veränderungen und Aortenaneurysmaeinrissen in Verruf geraten. Sie sind auch nicht in der Schwangerschaft erlaubt.

Im Gegensatz zu Blasenentzündungen hinterlassen Nierenbeckenentzündungen Narben in den Nieren. Die gute Nachricht: Nierenbeckenentzündungen sind selten, die Häufigkeit wird in der Literatur mit 1 bis 4 % aller Blasenentzündungen angegeben.

1.7.3 Blasenentzündungen bei Männern

Blasenentzündungen bei jüngeren Männern werden mit Pivmecillinam oder Nitrofurantoin behandelt. Nitrofurantoin sollte allerdings nur verwendet werden, wenn keine Beteiligung der Prostata vorliegt. Für Fosfomycin-Trometamol und Nitroxolin gibt es keine Daten bei Männern.

Bei älteren Männern wird immer eine Prostatabeteiligung angenommen, man spricht in diesem Fall von einer komplizierten Blasenentzündung. Hier sind Mittel der ersten Wahl mit gutem Wirkspiegel in der Prostata trotz der potentiellen Nebenwirkungen Fluorchinolone wie Ciprofloxacin oder Levofloxacin, aber auch Cotrimoxazol. Allerdings ist die aktuelle Resistenzrate von Cotrimoxazol laut Antibiotika-Resistenz-Surveillance (ARS) des Robert-Koch-Instituts gegenüber E. coli mit 20,9 % höher als die der Fluorchinolone (15,3 % für Ciprofloxacin und 15,1 % für Levofloxacin), so daß Fluorchinolone die Mittel der ersten Wahl sind.

1.8   Grundsätzliche Tipps

Als ersten Schritt empfehle ich Ihnen einfache, aber durchaus wirkungs-
volle, Verhaltenstipps, sofern Sie diese nicht ohnehin schon beachten,
umzusetzen:

Übersicht

Grundsätzliche Verhaltenstipps

- Trinken Sie 1,5 bis 2 L am Tag, um möglichst viele Keime auszuspülen.
- Halten Sie sich warm und setzen Sie sich nicht auf kalte Steine oder
  Treppen. Schützen Sie sich vor Unterkühlung und Nässe.
- Das Abwischen auf der Toilette sollte immer von vorne nach hinten
  erfolgen, um keine Darmbakterien in die Scheide zu befördern.
- Rasierschaumanwendung im Intimbereich ist bei Anfälligkeit für
  Blasenentzündungen am besten zu unterlassen.
- Vom Tragen von Stringtangas, die durchaus Darmbakterien aus dem
  Analbereich in Richtung Scheide verteilen können, ist abzuraten.
- Sie sollten nach dem Sex immer die Blase entleeren, um Bakterien aus
  der Harnröhre herauszuspülen.
- Haben Sie keinen Sex, solange Sie Symptome einer Blasenentzündung
  haben. Dafür muss der Partner einfach Verständnis haben.
- Wenn Sie trotz Neigung zu Blasenentzündungen schwimmen möchten,
  rate ich dazu, die nassen Badesachen rasch gegen trockene zu
  wechseln. Chlorwasser zerstört das Scheidenmilieu; daher ist es sinnvoll spezielle Badetampons (Symbiofem® protect-Badetampons), die
  in Apotheken erhältlich sind, zu benutzen. Diese sind mit Vaseline-Öl
  getränkt, das eine wasserabweisende Wirkung hat und dadurch das
  Eindringen von Wasser während des Badens in die Scheide erschwert.
  So wird der natürliche Säureschutz der Scheidenschleimhaut aufrechterhalten und unerwünschte Bakterien und Pilze können sich so wesentlich schlechter vermehren.
- Meiden Sie Whirlpools.
- In der Sauna sollten Sie immer ein eigenes Handtuch auf die Bank
  legen.
- Verwenden Sie luftdurchlässige Slipeinlagen.
- Wechseln Sie Slipeinlagen, Binden und Tampons, sobald sie feucht sind.

- Im Intimbereich keine übertriebene Hygiene betreiben: eine einmal tägliche Reinigung mit warmem Wasser ist ausreichend; wenn Sie unbedingt eine Intimwaschlotion verwenden wollen, sollte der pH sauer sein und Sie sollten Informationen zu den Inhaltsstoffen sorgfältig über Apps wie ToxFox oder CodeCheck prüfen.
- Den Intimbereich nach der Reinigung gut abtrocknen, jedoch nicht trockenreiben, sondern sanft trockentupfen.
- Bei gereizter oder trockener Haut schützende Cremes oder Öle auftragen, die auf den Intimbereich abgestimmt sind. Auch hier bitte die Inhaltsstoffe über Apps wie CodeCheck oder ToxFox prüfen.
- Verzichten Sie auf Intimdeos und Scheidenspülungen,
- Eine Intimrasur stets nass und mit frischer Klinge durchführen, auf Trockenrasur und Enthaarungscremes im Intimbereich verzichten.

1.9   Unauffälliger Urin und dennoch Blasenbeschwerden – ist das die Psyche?

Haben Sie dies auch schon erlebt? Sie haben alle Symptome einer Blasenentzündung, aber der Arzt teilt Ihnen mit: alles sei ok. Schnell wird in der Schulmedizin, wenn es keine Antworten für Beschwerden gibt, der Stempel psychisch oder psychosomatisch aufgedrückt.

Die erste Frage, die sich stellt, ist was eigentlich mit dem Urin gemacht wurde. Wenn Sie den Anfang dieses Kapitels gelesen haben (Kap. 1.2), wissen Sie jetzt schon, dass ein Urinteststreifen, der unauffällig ist, sicher zur Beurteilung, ob Bakterien im Urin vorhanden sind, nicht ausreicht. Sinnvoll wäre eine Urinkultur. Aber was passiert, wenn diese unauffällig ist und Sie dennoch Beschwerden haben? Bessern sich die Beschwerden, wenn ein Antibiotikum gegeben wird?

In der schon erwähnten Untersuchung bei 513 Frauen in drei Zentren in der Schweiz, Polen und Israel, bei der es darum ging die Wirksamkeit der beiden Antibiotika Nitrofurantoin und Fosfomycin zu untersuchen fand sich bei 10 % der Studienteilnehmerinnen eine negative Urinkultur, obwohl sie alle Einschlusskriterien für eine Blasenentzündung erfüllten und eine Urinkultur bereits ab einer Keimzahl von 10^3, also 1000 KBE^2 pro Milliliter Urin, als positiv gewertet wurde. Wenig verwunderlich war, dass die Gruppe mit der positiven Urinkultur zu Studienbeginn auch am Tag 14 und 28 nach Ende der Antibiose eine höhere Beschwerdefreiheitsrate hatte: am Tag 14 waren 82 % in der Nitrofurantoingruppe bzw. 73 % in der Fosfomycingruppe beschwerdefrei, am Tag 28 74 % bzw. 63 %. In der gesamten Gruppe lag dagegen die Beschwerdefreiheit am Tag 14 bei 75 % bzw. 66 % und am Tag 28 bei 70 % bzw. 58 %. Warum die Erfolgsrate in dieser Studie insgesamt auch bei den Frauen mit positiver Urinkultur so niedrig war, ist nicht klar, spiegelt aber den Alltag durchaus wider. Ein Grund kann sein, dass es auch noch andere Erreger gibt, die zwar mehr mit Harnröhrenbeschwerden in Verbindung gebracht werden und nicht so sehr mit den typischen Blasenbeschwerden. Dabei handelt es sich um sogenannte STI-Erreger; STI ist die Abkürzung für **„sexually transmitted infections"**, also durch Geschlechtsverkehr übertragene Krankheiten; diese spielen nicht selten eine Rolle bei jungen, sexuell aktiven Frauen, wo Chlamydien, Mykoplasmen (dazu gehören Mycoplasma hominis und Mycoplasma genitalium), Ureaplasmen (hier unterscheidet man Ureaplasma urealyticum und Ureaplasma parvum), Trichomonaden und Neisseria gonorrhoe, der Erreger der Gonorrhoe, im Volksmund Tripper genannt, eine Rolle spielen. Diese Bakterien wachsen nicht in einer Urinkultur und können nur molekulargenetisch in einer Polymerasekettenreaktion (PCR) nachgewiesen werden; gelegentlich gelingt es Mykoplasmen und Ureaplasmen in speziellen Nährlösungen doch auch kulturell nachzuweisen ebenso wie Neisseria gonorrhoe, aber der Gennachweis ist eine zuverlässigere Methode. Untersuchungsmaterial kann entweder die erste Portion des Morgenurins, ein Vaginalabstrich oder ein Harnröhrenabstrich sein, wobei letzteres in Anbetracht der damit verbundenen Schmerzen eigentlich unterbleiben sollte. Inzwischen gibt es auch sogenannte Multiplex-PCR-Geräte, die kostengünstig in einem Untersuchungsschritt mehrere Erreger gleichzeitig bestimmen können.

---

^{2} Koloniebildende Einheiten.

Bei einem positiven Ergebnis sollte auch der Sexualpartner getestet oder im Falle von Chlamydien oder Tripper sofort mitbehandelt werden. MultiplexPCR-Testkits kann man inzwischen auch über das Internet ordern. Je nach Erreger kommen andere Antibiotikagruppen (meist Doxycyclin oder Azithromycin bzw. Erythromycin) als bei einer Blasenentzündung zum Einsatz. Nicht selten findet man bei Vorliegen einer Infektion durch STI-Erreger im Urinsediment Leukozyten, also weiße Blutkörperchen, als Ausdruck einer Entzündung. Nicht verschweigen möchte ich, dass derzeit unklar ist, ob Ureaplasma parvum und Mycoplasma hominis nicht doch zur normalen Besiedlung der Harnröhre und Scheide gehören und gar nicht zu den Krankheitserregern zählen. Ob man hier Antibiotika gibt hängt von den jeweiligen Symptomen ab.

Sollten Sie über Monate Symptome einer Blasenentzündung haben, sich keine Besserung mit Antibiotika einstellen und keine Erreger gefunden werden, ist durchaus an das Krankheitsbild einer interstitiellen Cystitis bzw. eines Blasenschmerzsyndroms (IC/BPS) zu denken, auf das ich aber in diesem Ratgeber nicht näher eingehen werde. Dazu verweise ich auf die AWMF-Leitlinie Diagnostik und Therapie der Interstitiellen Cystitis (IC/BPS), die auch als für Laien verständliche Patientenversion[3] vorliegt.

1.10 Neueste Mikrobiomerkenntnisse zur Blase

Die Diagnostik von Bakterien beruhte jahrzehntelang ausschließlich auf der Kultivierung von Bakterien auf Nährböden. 2008 startete eine neue Ära der Gensequenzierung. Das sog. Humane Mikrobiomprojekt war das erste Projekt seiner Art. Mit dieser neuen Hochdurchsatzsequenzierung der 16 S-rRNA-Gene (Next Generation Sequencing genannt) konnten erstmals nichtkultivierbare Bakterien nachgewiesen werden. Damit begann ein vollkommen neuer Forschungszweig über

[3] https://www.awmf.org/uploads/tx_szleitlinien/043-050p_S2k_Diagnostik_Therapie_Interstitielle_Cystitis_2018-10.pdf.

die Bedeutung der Bakterien, die wir im und am Körper haben, für unsere Gesundheit. Dies beschäftigt die derzeitige Forschung: Das Pilotprojekt startete zunächst nur mit der Untersuchung von Haut, Haaren, Nase, Darm, Scheide, Mundhöhle, Speiseröhre und Magen. Dazu Ausführliches in Kap. 3.

Erst 2012 kam man auf die Idee auch sterilen Urin mit diesem Gensequenzierungsverfahren zu untersuchen. Dabei kam Verblüffendes heraus: Steriler Urin, also Urin, der in der Kultur auf dem Nährboden keinen Keimnachweis ergibt, ist gar nicht steril. Seither ist die Forschung dabei herauszufinden, welche „guten" Bakterien im Urin sein müssen, damit jemand keine Blasenprobleme hat. Diese neue Entdeckung bedeutet aber auch, dass jedes Breitbandantibiotikum nicht nur Darmbakterien dezimiert, sondern auch die normale Bakteriengemeinschaft der Blase durcheinanderbringen kann, was die nächste Blasenentzündung vorprogrammiert. Eine weitere neue Erkenntnis: Selbst nach Breitbandantibiotikagabe sind in Stuhlanalysen immer noch dieselben Erreger, die die Blasenentzündung ausgelöst haben, nachweisbar; das heisst, diese können dann wieder aufs Neue vom Darm in die Blase gelangen und die Blasenentzündung beginnt erneut.

Sie werden sich fragen, wie das trotz Antibiotikagabe sein kann. Bakterien sind schlaue Überlebenskünstler und haben Schutzmechanismen entwickelt, wie sie sich dem Zugriff von Antibiotika entziehen können; sie bilden sogenannte Biofilme, die sie unangreifbar gegenüber Antibiotika machen. Antibiotika können die Biofilme zwar durchdringen, sind dort aber nicht wirksam. Solche Biofilme bilden die Bakterien nicht nur im Darm, sondern auch in der Blase, Scheide, aber auch in weiteren Organen wie beispielsweise der Lunge.

Eine andere Erkenntnis mit weitgehend ungeklärter Ursache ist, dass sich auch im Urin blasengesunder Frauen dieselben uropathogenen Keime, wie beispielsweise der Keim E. coli, finden, wie bei den Frauen mit den chronischen Blasenentzündungen, obwohl diese Frauen beschwerdefrei sind.

Was sollten uns diese neuen Forschungsdaten sagen? Das Ziel der Therapie von Blasenentzündungen sollte nicht das Vernichten aller Bakterien in der Blase sein, sondern eine Verbesserung des eigenen Immunsystems, das vor allem im Darm sitzt (Kap. 3). Durch Vergleiche der Gensequenzierungsmuster von unterschiedlich gewonnenem Urin – Mittelstrahlurin, der durchaus Bakterien von der Haut und aus der Scheide beinhalten kann, Katheterurin und Punktionsurin über die Bauchdecke – gelang es, in den letzten Jahren mehr und mehr neue Erkenntnisse zu gewinnen; man spricht inzwischen nicht mehr von Urinmikrobiom und Vaginalmikrobiom, sondern von einem Urobiom, da es viele Gemeinsamkeiten hinsichtlich der Bakterienzusammensetzung von Urin und Scheide gibt.

2

Alles rund um die Scheide

2.1 Scheidenmilieu – Grundsätzliches

Kein Organ des Körpers ist steril – dies habe ich bereits in Kap. 1 ausgeführt. Früher wurde die Bakteriengemeinschaft der Scheide als Vaginalflora bezeichnet, heute sprechen wir von dem Vaginalmikrobiom.

Den größten Anteil des Scheidenmikrobioms machen bei weißen und asiatischen Frauen (89,7 % bzw. 80 2 %) die Milchsäurebakterien aus. Hingegen beträgt ihr Anteil bei schwarzen und hispanischen Frauen nur 59,6 % bzw. 61,9 %. Genannt werden diese Milchsäurebakterien auch Laktobazillen oder Döderlein-Bakterien – nach ihrem Erstdecker, dem Frauenarzt Albert Döderlein, benannt.

Die dominierenden Laktobazillenstämme in einer gesunden Scheide sind L. crispatus, L. gasseri, L. iners und L. jensenii. Dies kann aber je nach ethnischer Herkunft auch unterschiedlich sein. Laktobazillen sind die Wächter oder das Schutzschild der Scheide, wobei sie unterschiedliche Schutzwirkungen haben:

E. E. Heßdörfer, *Chronische Blasenentzündungen*, https://doi.org/10.1007/978-3-662-64521-5_2

- Indem sie die Schleimhaut der Scheide dicht besiedeln, „sie bilden einen Bakterienrasen". Somit bleibt wenig Platz, an dem schädliche Erreger sich niederlassen können. Je dichter die Besiedelung ist, desto besser!
- Ohne eine Entzündung auszulösen, regen sie die Immunabwehr der Scheide an.
- Ferner wirken sie entzündungshemmend.
- Zudem produzieren sie aktiv Abwehrstoffe, wie z. B. Milchsäure. Die Folge ist ein saures Scheidenmilieu mit einem pH von 3,5 bis 4, was viele krankheitserregende, sogenannte pathogene Bakterien von übermäßiger Vermehrung abhält. Es existieren allerdings 2 Isoformen von Milchsäure: D-Laktat und L-Laktat, wobei L-Laktat keinen Schutz vor pathogenen Keimen bietet. Einige Laktobazillen bilden Wasserstoffperoxid (H_2O_2), was einen zusätzlichen keimtötenden Effekt hat. Zu dieser Gruppe gehören die Stämme L. crispatus, L. gasseri, L. acidophilus und L. jensenii.

L. iners ist der einzige Laktobazillus, der im Scheidenmikrobiom vorkommt aber weder Wasserstoffperoxid noch D-Laktat bildet, also nicht „keimabtötend" wirkt. Dafür regt er die Schleimhaut an entzündungsunterstützende Botenstoffe (sogenannte proinflammatorische Zytokine) freizusetzen. Wenn Lactobacillus iners im Mikrobiom überwiegt, gilt dieses als instabil und das Infektionsrisiko ist deutlich erhöht. Die Bakterienabwehr der Scheide ist so wichtig, da es im lokalen Umfeld grundsätzlich eine Vielzahl von krankheitserregenden Bakterien gibt. Dazu zählen unter anderem Bakterien aus dem benachbarten Darm wie z. B. der E. coli, aber auch Gardnerellen, Streptokokkenarten oder der Hefepilz Candida albicans.

Solange die Anzahl der Darmkeime insgesamt niedrig ist, verursachen sie in einer gesunden Scheide keine Entzündung und keine Beschwerden. Dafür sorgen unsere motivierten Wächter, die Laktobazillen. Gerät die Bakterienzusammensetzung aus dem Gleichgewicht, gibt es fast immer zu wenig Laktobazillen und der saure Scheiden-pH von 3,5 bis 4 kann nicht mehr aufrechterhalten werden.

Kann denn der Scheiden-pH einen Hinweis geben, ob das Mikrobiom im Gleichgewicht ist? Hierzu müssen Sie wissen, dass auch pathogene Keime, also solche, die potenziell gesundheitsschädlich sind, durch die Bildung von Essigsäure den pH-Wert senken können. Die von den Laktobazillen gebildete Milchsäure schützt aber vor einer Scheidenfehlbesiedlung mehr als Essigsäure. Obwohl der pH-Wert gleich ist, ist das Mikrobiom in einem ganz anderen Zustand. Das heißt aber, dass eine pH-Messung der Scheide sinnlos ist, um zu überprüfen, ob das Scheidenmilieu intakt ist.

Die Laktobazillen können ihre Schutzfunktion nur wahrnehmen solange die Eierstöcke genug Östrogen bilden. Warum ist das so? Laktobazillen verstoffwechseln das in der Vaginalschleimhaut unter Östrogeneinfluss gebildete Glykogen zu Milchsäure. Jetzt werden Sie sich sicherlich die Frage stellen, wieso denn nicht alle Frauen in und nach den Wechseljahren durch den Wegfall der Östrogene Blasenentzündungen bekommen. Möglicherweise reicht eine ausreichende Laktobazillenanzahl im Darm aus um für einen Nachschub zu sorgen. Und natürlich gibt es außer den Laktobazillen noch weitere Stellschrauben im Immunsystem, die Blasenentzündungen verhindern können, wie z. B. die auf den Schleimhäuten vorhandenen sekretorischen Antikörper sIgA (s. Kap. 3). Dass auch die „Pille" einen Östrogen- und somit Laktobazillenmangel auslösen kann, hatte ich bereits in Kap. 1.3 ausgeführt.

2.2 Die Scheide reinigt sich selbst

Im Intimbereich gibt es viele Schweißdrüsen, die unangenehme Gerüche verursachen können. Die Genitalien sollten aber nur äußerlich gereinigt werden. Die Scheide reinigt sich selbst. Scheidenspülungen gefährden das saure Milieu der Scheide und können das bakterielle Gleichgewicht durcheinanderbringen. Die Folge sind Infektionen. Das beste Reinigungsmittel für den Intimbereich ist Wasser. Seifen oder Duschgels mit ihrem alkalischen pH würden den pH-Wert stark verändern. Auch pH-neutrale Seifen oder Duschgels halte ich wegen des zu hohen pH-Werts von 7 für den Intimbereich nicht geeignet. Seifenfreie Intimpflegeprodukte haben zwar ähnlich wie die Scheide einen sauren pH-Wert. Die meisten dieser Produkte sind milchsäurehaltig, um den

Säureschutzmantel der Haut und der Scheide nicht zu zerstören. Aber viele enthalten Chemikalien, die die Haut durchlässiger für Fremdstoffe machen, sowie hautirritierende Duftstoffe oder potenzielle Allergieauslöser. Wenn Sie unbedingt mehr für die „Sauberkeit" des Intimbereich tun wollen als nur Wasser zu verwenden, sollten Sie sich am besten über unabhängige Produktcheck-Apps wie beispielsweise CodeCheck oder ToxFox über die Inhaltsstoffe der Produkte informieren, bevor Sie diese kaufen.

> Bitte verwenden Sie keine feuchten Waschlappen, da diese ein Paradies für Krankheitserreger sind. Nach dem Waschen sollte das äußere Genitale gründlich, aber sanft abgetrocknet oder sogar geföhnt werden.

Bakterien lieben Feuchtigkeit und können sich in trockener Umgebung kaum ausbreiten.

2.3   Gestörtes Scheidenmilieu diagnostizieren

Die häufigsten Erreger von Blasenentzündungen sind bekanntermaßen Darmkeime wie z. B. der E. coli. So ist es nicht verwunderlich, wenn man in Vaginalabstrichen, die in Verbindung mit chronischen Blasenentzündungen jedoch kaum gemacht werden, vermehrt E. coli oder andere Darmkeime in der Scheide findet. Gerade die häufig im Darm anzutreffenden Bakterien haben ein leichtes Spiel vom Darm über den Damm und die Scheide in die Blase zu gelangen.

Neben der schon erwähnten übertriebenen Intimhygiene (Kap. 2.2) kann auch eine vorausgegangene Antibiotikaeinnahme für eine Vermehrung der genannten Bakterien verantwortlich sein.

Oft besteht zusätzlich auch noch eine Scheidenfehlbesiedlung, die man als bakterielle Vaginose oder Dysbiose bezeichnet. Diese wird durch starke Vermehrung von biofilmbildenden Bakterien (dazu mehr unter Cystitis-Check) wie beispielsweise Gardnerella vaginalis, Atopobium vaginae und L. iners ausgelöst. Die wichtigen Milchsäurebakterien werden durch die Vermehrung der biofilmbildenden Bakterien verdrängt. Das gesunde Vaginalmikrobiom wird gestört und gerät aus dem Gleichgewicht. Typischerweise berichten die Frauen bei einer Dysbiose über Ausfluss, Juckreiz, Brennen und „fischigen" Geruch. Im Falle von chronischen Blasenentzündungen sehe ich in der täglichen Praxis in Vaginalabstrichen häufig eine bakterielle Vaginose, aber die Frauen haben nicht die dafür typischen Symptome. Eine bakterielle Vaginose muss nicht krankhaft sein, aber sie kann beispielsweise die Ansiedlung von E. coli oder anderen Keimen begünstigen. Oft haben Frauen mit chronischen Blasenentzündungen einen Mangel an Laktobazillen und einen zu hohen Scheiden-pH. Schuld daran ist oft ein Östrogenmangel (Kap. 2.1).

Ein Östrogenmangel kommt – wie schon erwähnt – vor allem in der Menopause vor, kann aber auch bei jungen Frauen durch die Einnahme der Pille, die auch einen Östrogenmangel zur Folge haben kann, auftreten. Mit Zunahme des pH-Wertes der Scheide, dem Überwiegen von L. iners und dem Vorhandensein von Gardnerellen und Atopobium steigt auch die Anfälligkeit für sexuell übertragbare Krankheiten wie Chlamydien, Gonorrhoe, Trichomonaden, aber auch die Infektion mit dem humanen Papillomavirus HPV oder dem HIV-Virus. Auch während der Schwangerschaft erhöht sich bei einer bakteriellen Vaginose das Risiko für aufsteigende Infektionen, Aborte, Frühgeburten und vorzeitige Wehen. Grundsätzlich begünstigt eine Scheidenfehlbesiedlung auch das Auftreten von Pilzen, was meist nur Frauen bis zur Menopause betrifft. Neue Untersuchungen konnten nachweisen, dass durch Oralverkehr der Keim Fusobacterium nucleatum übertragen werden kann, der das Wachstum von Bakterien fördert, die eine bakterielle Vaginose begünstigen. Übrigens können auch Kupferpessare eine bakterielle Vaginose begünstigen.

Vaginalstatusanalyse

Bisher spielte die Scheidenanalyse in der praktischen Betreuung von Patientinnen mit Blasenentzündungen keine Rolle. Im Rahmen der zunehmenden Mikrobiomforschung an Darm, Blase und Scheide beginnt die Forschung jetzt auch das Vaginalmikrobiom bei chronischen Blasenentzündungen zu analysieren. Die bisherige Meinung war, dass die Scheidenbakterienzusammensetzung zu sehr schwanke, als dass man mit einer einzigen Untersuchung, die nur eine Momentaufnahme widerspiegele, eine Aussage machen könne.

Aus meiner eigenen jahrelangen Erfahrung mit Vaginalanalysen kann ich dem nicht zustimmen. Ich empfehle allerdings eine Vaginalanalyse in Speziallabors, denn die Untersuchungen von Vaginalabstrichen in Standardlaboren lassen häufig vieles vermissen. Oft werden nur Bakterien, die auf Nährböden wachsen, untersucht. Zu den Laktobazillen findet man oft nur Angaben wie „vereinzelt Laktobazillen" ohne Angabe der Keimzahl oder um welche Laktobazillen es sich handelt, denn besonders die wasserstoffperoxidbildenden Stämme sollten in einem gesunden Scheidenmilieu ausreichend vorhanden sein (Kap. 2.1).

Außerdem wachsen etliche pathogene Erreger nicht auf Nährböden, sondern können nur anhand ihrer Gene mit Polymerasekettenreaktionen, den sog. PCR-Tests, nachgewiesen werden. Dazu gehören z. B. Anaerobier, Gardnerella vaginalis, Atopobium vaginae oder Lactobacillus iners. Erinnern Sie sich? Dies ist der einzige Laktobazillusstamm, den „frau" besser nicht zu viel haben sollte, da er für eine Instabilität des Mikrobioms der Scheide steht. Gardnerella vaginalis, kurz Gardnerellen genannt, kann zwar in jedem Labor getestet werden kann. Gynäkologen vertrauen oft nur auf die Vaginalsekretmikroskopie, wo sich typischerweise Cluezellen, vaginale Epithelzellen, die mit einem Bakterienrasen überzogen sind, finden. Gardnerella vaginalis ist mikroskopisch nicht von einem weiteren Erreger, Atopobium vaginae, der oft zusammen mit Gardnerellen auftritt, zu unterscheiden. Beide Bakterien bilden, wie bereits erwähnt, einen Biofilm. Der Biofilm ist sozusagen ein Rückzugsort für Bakteriengemeinschaften, um sich vor Antibiotika, die in einem Biofilm nicht wirksam sind, zu schützen. Das bedeutet, die Rückfallquote trotz Antibiotikagabe ist meist hoch.

Atopobium vaginae ist darüber hinaus resistent gegen das Standardantibiotikum Metronidazol, das gerne als Vaginalzäpfchen bei Gardnerellen verschrieben wird. Folge ist, dass der nächste Infekt vorprogrammiert ist, da nur Gardnerellen, nicht aber Atopobium vaginae antibiotisch behandelt wurde.

Gardnerella vaginalis kann chronische Blasenentzündungen auslösen. Dazu mehr unter Cystitis-Check.

Sie wollen wissen, ob Ihr Scheidenmikrobiom gestört ist? Anhand eines Vaginalabstrichs, den Ihr Arzt, aber auch Sie selbst zu Hause durchführen können, kann von Speziallaboren ein Vaginalstatus mit entsprechender Therapieempfehlung erstellt werden. Von den in der

Kultur vermehrt auftretenden Bakterien kann – ähnlich wie ein Antibiogramm für Antibiotika – zusätzlich ein Aromatogramm mit Austestung der geeigneten Öle angefordert werden; mehr dazu unter Aromatherapie. Der Vorteil von Ölen ist, dass sie die guten Scheidenbakterien nicht zerstören und oft in Biofilmen wirken, was besonders bei Gardnerellen und Atopobium vaginae vorteilhaft ist. Denn selbst „nur" vaginal angewendete Antibiotika zerstören die gesunden Scheidenbakterien, vor allem die Laktobazillen. Dasselbe passiert auch oft durch handelsübliche Gelformulierungen und Scheidentabletten, die gegen bakterielle Vaginose zahlreich auf dem Markt sind.

Leider ist die Durchführung eines Vaginalstatus keine Leistung der gesetzlichen Krankenkassen, sondern Sie müssen selbst dafür bezahlen.

Cystitis-Check

Der schon erwähnte Keim Gardnerella vaginalis ist nicht nur mitverantwortlich für eine Scheidenfehlbesiedlung, sondern spielt auch eine Schlüsselrolle in der Entstehung chronischer Blasenentzündungen, was erst vor kurzem in einem Mausmodell entdeckt wurde. Begünstigt durch Geschlechtsverkehr können Gardnerellen, so wird der Keim kurz genannt, in die Blase geraten und dort den Biofilm der Blasenschleimhaut zerstören. Nicht nur Gardnerellen leben in einem Biofilm der Scheide, auch in der Blase gibt es Biofilme mit E. coli-Bakterien. Solange diese „schlafenden" E. coli im Biofilm verweilen, sind sie inaktiv und verursachen keine Beschwerden. In dieser Phase entziehen sie sich auch jedes Antibiotikumzugriffs. Geraten Gardnerellen in die Blase werden die inaktiven E. coli freigesetzt, die Bakterien werden wieder aktiv und die nächste Blasenentzündung beginnt. Durch zusätzliche vaginale Laktobazillengabe, in der erwähnten Studie war es der Stamm L. crispatus, konnte bei vorhandenen Gardnerellen die Blasenentzündungsrate gesenkt werden. Mit einer PCR-Untersuchung können sowohl die inaktiven E. coli-Gene als auch die Gardnerellen im Speziallabor im Urin nachgewiesen werden.

Sollten sich Gardnerellen im Urin finden ist, muss trotz des zu erwartenden Schadens am Darm- und Scheidenmikrobiom ein Breitbandantibiotikum als Tablette und nicht als Scheidencreme bzw. -zäpfchen gegeben werden. Das Antibiotikum der ersten Wahl hierfür ist Clindamycin.

Das Antibiotikum Metronidazol sollte nur eingenommen werden, wenn mittels PCR-Untersuchung gezeigt wurde, dass kein Atopobium vaginae in der Scheide vorliegt. Wie bereits erwähnt, ist Atopobium vaginae resistent gegen Metronidazol. Das bedeutet, dass der Keim, obwohl antibiotisch behandelt wird, nicht bekämpft wird. Weitere Entzündungen sind daher vorprogrammiert.

Wie der Vaginalstatus ist auch der Cystitis-Check keine Leistung der gesetzlichen Krankenkassen.

2.4 Therapieoptionen bei einer Fehlbesiedlung der Scheide

2.4.1 Aromatherapie

Aromaöle haben eine keimdesinfizierende Wirkung, dies ist an für sich schon lange bekannt. Aber heutzutage, wo überwiegend chemische Substanzen zum Desinfizieren eingesetzt werden, ist diese Tatsache in Vergessenheit geraten ist. Darüber hinaus gibt es neue Erkenntnisse, die bestätigen, dass Aromaöle in den bereits erwähnten Biofilmen wirken. Der große Pluspunkt von Aromaölen ist, dass sie im Gegensatz zu Antibiotikaprodukten für die Scheide oder Scheidendesinfektionsmitteln das normale Scheidenmikrobiom und allen voran die „guten" Laktobazillen nicht zerstören. Ähnlich wie ein Antibiogramm für Antibiotika kann man auch in Speziallaboren ein Aromatogramm für die passenden Aromaöle anfertigen lassen.

Je nach Erreger gibt es bestimmte Öle, die fast immer funktionieren – auch wenn man weder Vaginalstatus noch Aromatogramm vorliegen hat. Am besten geeignet zur Behandlung der die meisten Blasenentzündungen verursachenden Bakterien wie E. coli, Proteus mirabilis, Klebsiella pneumoniae, Enterokokken, aber auch bei Streptokokken sind Bergbohnenkraut- und Oreganoöl. Diese Öle helfen auch gegen den Keim Lactobacillus iners, der, wie Sie bereits wissen, Ausdruck eines gestörten Vaginalmikrobioms ist.

In der Schwangerschaft sollte Oreganoöl nicht angewendet werden, da nicht ausgeschlossen ist, dass vorzeitige Wehen ausgelöst werden können.

Gegen anaerobe Keime, also Erreger, die keinen Sauerstoff lieben und daher nicht auf Nährböden wachsen, wie z. B. Anaerobier, Gardnerella vaginalis und Atopobium vaginae, helfen andere Öle wie z. B. Lemongras-, Rosengeranien-, Niaoli- oder Teebaumöl.

In der Schwangerschaft sollte Lemongrasöl auf die Hälfte der Dosis reduziert werden.

Zu beachten ist, dass ätherische Öle Latexmaterialien angreifen und somit nur Kondome aus Polyurethran verwendet werden sollten.

Grundsätzlich ist eine allergische Reaktion auf ein einzelnes Aromaöl nicht ausgeschlossen, allerdings kommt es sehr selten zu allergischen Reaktionen.

Es gibt mehrere Anwendungsformen der Aromaöle für den Genitalbereich.

Vaginalzäpfchen

Am einfachsten zu handhaben sind Scheidenzäpfchen, die über 10 aufeinanderfolgende Tage zur Nacht in die Scheide eingeführt werden. Derartige Zäpfchen werden in einigen Apotheken (z. B. Zieten Apotheke Berlin, Dill-Apotheke Herborn, Eisbärapotheke Karlsruhe) als Individualrezeptur hergestellt, allerdings meist nur mit einer ärztlichen Verordnung. Die am besten verträgliche Zäpfchengrundlage ist nicht Hartfett sondern Kakaobutter; dennoch kommt es oft beim Herauslaufen des schmelzenden Zäpfchens zu einem Brennen im Scheideneingangsbereich. Um das zu verhindern, sollten Sie die Schamlippen zuvor mit einer Fettcreme, Jojoba-, Mandelöl oder ähnlichen Ölen oder Sanddornbalsam eincremen. Einige Frauen finden den Geruch der Öle, der auch noch nach der Anwendung an der Wäsche haftet, als unangenehm. Während der Regelblutung ist die Scheidentherapie auszusetzen.

In der folgenden Übersicht finden Sie einige Rezepturvorschläge für Scheidenzäpfchen:

Vaginalzäpfchenrezepturvorschläge

- **Allroundrezeptur** (wenn der Erreger nicht bekannt ist): Bergbohnenöl 0,1 g, Lemongrasöl 0,1 g, Oreganoöl 0,1 g, Sanddornfruchtfleischöl 0,01 g ad 3 g Kakaobutter, Vaginalovula 10 Stck
- **Allroundrezeptur bei Schwangeren** (wenn der Erreger nicht bekannt ist): Bergbohnenöl 0,1 g, Lemongrasöl 0,05 g Sanddornfruchtfleischöl 0,01 g ad 3 g Kakaobutter, Vaginalovula 10 Stck
- **Bei Gardnerella vaginalis und Atopobium vaginae:** Lemongrasöl 0,1 g, Teebaumöl 0,1 g, Rosengeranienöl 0,1 g, Sanddornfruchtfleischöl 0,01 g ad 3 g Kakaobutter, Vaginalovula 10 Stck
- **Bei Gardnerella vaginalis und Atopobium vaginae in der Schwangerschaft:** Lemongrasöl 0,05 g, Teebaumöl 0,1 g, Rosengeranienöl 0,1 g, Sanddornfruchtfleischöl 0,01 g ad 3 g Kakaobutter, Vaginalovula 10 Stck

---

Grundsätzlich kann man diese Zäpfchen auch selbst herstellen, man benötigt dazu Zäpfchenhülsen, eine Gießleiste und ein Abdeckband zum Verschließen der Zäpfchen – alles im Internet zu bestellen. Für ein 3 g Zäpfchen verwendet man 0,1 g des jeweiligen ätherischen Öls, am besten in Bioqualität, dieses gibt es in Apotheken, was – wenn man keine Briefwaage hat – jeweils 2 Tropfen Öl entspricht. 0,01 g Sanddornfruchtfleischöl, das, um das Zäpfchen besser verträglicher zu machen, beigefügt ist, entspricht, da es zähflüssiger ist, 1 Tropfen pro Zäpfchen.

Sitzbäder

Aromaöle sind auch in Sitzbädern anwendbar; hier kann man bis zu zwei Öle gleichzeitig anwenden:

Jeweils 5 Tropfen vom jeweiligen Öl mit 200 ml Sahne als Emulgator in ein Sitzbad mit 5 l Wasser geben.

Sie sollten einmal täglich für 7–10 Tage ein 10- bis 15-minütiges Sitzbad durchführen. Am besten sind dafür Sitzbadewanneneinsätze für Bidets oder Toiletten geeignet.

Tampons

Eine weitere Anwendungsvariante der Aromaöle besteht in Form von Tampons; dazu eignen sich entweder normale Regelblutungstampons oder die mit Vaseline getränkten SymbioFem® protect-Badetampons; auch hier lassen sich bis zu zwei Öle gleichzeitig anwenden: maximal 10 Tropfen Öl in eine Braunglasflasche mit 30 ml Johanniskrautöl und 20 ml Aloe-vera-Öl geben, den Tampon eintauchen und diesen dreimal am Tag wechseln; die Therapiedauer sollte mindestens 1 Woche betragen. Alle für die Herstellung notwendigen Dinge können Sie in der Apotheke kaufen.

2.4.2 Laktobazillen für die Scheide

Laktobazillen für die Scheide sind meist sinnvoller als Milchsäure alleine. Aufgrund neuer EU-Regularien wird sich die ohnehin kleine Produktpalette der laktobazillenhaltigen vaginalen Produkte allerdings weiter reduzieren, da diese Medizinprodukte um weiterhin im Markt zu bleiben ab 2024 eine Zulassung als Arzneimittel benötigen. Grundsätzlich ist die beste Wirkung auf die Scheide mit wasserstoffperoxidbildenden Laktobazillenstämmen zu erzielen. Dazu gehören die Laktobazillen L. acidophilus, L. gasseri, L. crispatus und L. jensenii – für letzteren Stamm gab es bisher nie ein vaginales Produkt auf dem Markt. Studien mit vaginal angewendetem L. acidophilus konnten zeigen, dass das Wachstum von Gardnerellen, Atopobium vaginae, Staphylococcus agalactiae, Pseudomonas aeruginosa, Staphylococcus aureus und E. coli gehemmt wird. In der Regel sollte ein vaginales Laktobazillenprodukt 7–10 Tage täglich – vorzugsweise zur Nacht – und danach 2–3 × pro Wo für mindestens 1–2 Monate angewendet werden. Bei Frauen in und nach der Menopause oder unter Pillenanwendung ist eine langfristige Anwendung oft sinnvoll.

Mischungen aus in der Scheide vorkommenden Laktobazillen als Pulver oder Tablette zum Einnehmen, die erst in den letzten Jahren auf den Markt gekommen sind und aufgrund der EU-Verordnung aktuell mehr und mehr werden, wobei die Kritiker anfänglich nicht an einen Effekt glaubten, führen im Vergleich zu Plazebo nach sieben beziehungsweise vierzehn Tagen zu einem Anstieg von Laktobazillen in der Scheide. Die Hersteller empfehlen oft nur eine vierwöchige Anwendung. Ob dies beispielsweise in der Menopause ausreicht müssen weitere Studien klären.

Ein Wort zu Joghurttampons für die Scheide. Die meisten Joghurts enthalten Laktobazillen aus der Milchwirtschaft wie z. B. L. casei, die in der Scheide gar nicht vorkommen. Es gibt aber inzwischen auch Joghurts, die L. acidophilus enthalten. Allerdings ist das ganze ein großes Geschmiere.

Laktobazillen und Östrogen

Gerne werden bei Frauen mit Blasenentzündungen nach der Menopause grundsätzlich Östrogenzäpfchen oder -cremes empfohlen. Ich bin der Meinung, dass eine Kombination aus Laktobazillen und Östrogen sinnvoller ist. Wenn ich hier von Östrogenen rede, meine ich damit immer das Östrogen Estriol. Dies ist nicht zu verwechseln mit dem Östrogen Estradiol, was zur Östrogen- oder Hormonersatztherapie eingesetzt wird. Estradiol wird im Körper zu Östron umgewandelt, welches die bekannten Nebenwirkungen von Östrogenen wie beispielsweise Brustkrebs, Gebärmutterschleimhautwucherung oder Herz-Kreislauf-Erkrankungen verursacht. Das gilt nicht für Estriol, da es nicht zu Östron verstoffwechselt wird.

Auch unter einer Hormonersatztherapie kann ein Mangel an Laktobazillen in der Scheide auftreten. Wie bereits in Kap. 2.3 erklärt, führt die Einnahme der Pille nicht selten zu einem Östrogenmangel mit der Folge eines Laktobazillenmangels.

Gelegentlich kann es zu Beginn der Estrioltherapie zu einem Spannungsgefühl in der Brust kommen. Estriolzäpfchen oder -creme gibt es in der Dosierung von 0,03 mg oder 0,5 mg. Zu Beginn der Therapie erfolgt eine tägliche Anwendung für 3 Wochen, die Erhaltungstherapie wird im Anschluss 2-mal pro Woche fortgesetzt. Dies gilt auch für Frauen mit Brustkrebs, wobei hier meist die 0,03 mg-Dosierung gewählt wird. Alle estriolhaltigen Präparate sind verschreibungspflichtig.

Statt zwei Produkte, also Laktobazillen und Estriol, zu verwenden gibt es eine allerdings verschreibungspflichtige Vaginaltablette aus Estriol 0.03 mg und L. acidophilus (Gynoflor®). Sie muß wegen der nicht gefriergetrockneten Laktobazillen gekühlt aufbewahrt werden.

Nach dem Sex
Nitrofurantoin nach dem Geschlechtsverkehr ist wie schon in Kap. 1.6 erwähnt, oft hilfreich, um einer erneuten Blasenentzündung zuvorzukommen. Alternativ können Sie auch Laktobazillen nach dem Geschlechtsverkehr in die Scheide einführen. Die wenigen Studien, die es hierzu gibt, sind allerdings mit einem L. crispatus-haltigen Zäpfchen durchgeführt worden, das der EU-Verordnung zum Opfer gefallen ist. Aber auch die bisher auf dem Markt verfügbaren vaginalen Laktobazillen sind durchaus einen Versuch wert.

2.4.3 Milchsäure für die Scheide

Laktobazillen sorgen, wie schon mehrmals erwähnt, für ein saures Milieu, in dem Krankheitserreger schlechter wachsen können. Manchmal reichen Lactobazillen allein nicht aus, um den pH-Wert der Scheide im sauren Bereich zu halten. Im Gegensatz zu laktobazillenhaltigen Produkten ist die Anzahl der milchsäurehaltigen Scheidenprodukte, die auf dem Markt sind, sehr groß. Es gibt sie als Gel (unter anderem auch mit D-Mannose) oder Zäpfchen.

> Grundsätzlich würde ich immer -beispielsweise nach Breitbandantibiotika-gaben- zu einem Laktobazillenprodukt und nicht zu milchsäurehaltigen Produkten raten, sofern der Vaginalstatus nicht bekannt ist.

In der Regel sollten die Milchsäurepräparate zunächst 6 bis 8 aufeinanderfolge Tage zur Nacht eingeführt werden. Im Anschluss kann die Therapie ein- bis dreimal wöchentlich fortgeführt werden. Eine Obergrenze bezüglich der Anwendungsdauer gibt es nicht. Sie ist abhängig von der Beschwerdedauer. Bei Infekten mit Biofilmbildnern wie z. B.

Gardnerellen kann eine längerfristige Ansäuerung des Vaginal-pH über mehrere Monate sinnvoll sein.

2.4.4 Ascorbinsäure, Vitamin C für die Scheide

Ist der Scheiden-pH zu hoch, kann als Alternative zu Milchsäure auch Vitamin C eingesetzt werden. Hierfür gibt es auf dem Markt eine spezielle Vitamin-C-haltige Scheidentablette. Ähnlich wie bei den Milchsäureprodukten wird auch hier die Tablette an 6 aufeinander-folgenden Nächten eingeführt. Je nach Beschwerden kann die Therapie ein- bis mehrmals wöchentlich fortgesetzt werden. Das gilt besonders bei Gardnerelleninfekten.

Schattenseiten von Scheidentherapeutika
Was ich nicht verschweigen will: alle vaginal eingeführten Produkte haben auch Schattenseiten. Neben dem oft als störend empfundenen Ausfluss – besonders bei der Anwendung von Zäpfchen – können sämtliche Produkte ein brennendes Gefühl in der Scheide oder Juck-reiz auslösen. Das hängt nicht selten mit Hilfsstoffen in den einzelnen Produkten zusammen. Da hilft nur ein konsequentes Durchtesten und manchmal ein vorübergehender Stopp all dieser Produkte.

2.5 Partneruntersuchung

Ping-Pong-Infekte in Zusammenhang mit Geschlechtsverkehr sind bekannt, aber dabei wird in der Regel nur an Bakteriengruppen wie Chlamydia trachomatis, Neisseria gonorrhoe (Erreger des Trippers) oder Mykoplasmen gedacht. Hier gilt, dass der Sexualpartner auch behandelt werden muss.

An „normale" Bakterien, die Blasenentzündungen auslösen, wie E. coli, Proteus mirabilis, Klebsiella pneumoniae, um nur einige zu nennen, wird aber nicht gedacht: Diese können unbemerkt auch die Eichel und – allerdings viel seltener – auch die Harnröhre bis zu den Samenwegen besiedeln, ohne dass der Betroffene etwas davon merkt.

2 Alles rund um die Scheide

Bis heute hat niemand untersucht, wie die Bakterien an diese Orte kommen, ob sie beim Geschlechtsverkehr übertragen werden oder vom Partner selbst stammen.

Auch gibt es leider keine Untersuchungen in wie vielen Fällen von Blasenentzündungen bei Frauen die Infektionsquelle beim Partner liegt. Die Vorhaut bei unbeschnittenen Männern ist ein ideales Keimreservoir, sodass mit Duschen oder Baden allein die Keime nicht verschwinden. Aus meiner eigenen Praxiserfahrung macht es immer Sinn bei chronischen Blasenentzündungen insbesondere in Verbindung mit ungeschütztem Geschlechtsverkehr an diesen Infektionsweg zu denken. Ein sogenannter Penisabklatsch, also ein Abdruck der Eichel auf Nährböden wie bei einer Urinkultur oder ein Abstrich von der Eichel kann hier Klarheit bringen; allerdings finden sich immer Standortkeime wie z. B. Staphylokokken auf dem Penis, die natürlich nicht zu behandeln sind. Eine Spermauntersuchung auf Erreger halte ich für verzichtbar, es sei denn im Penisabklatsch bzw. dem Abstrich finden sich trotz Therapie weiter Erreger von Blasenentzündungen.

Als Therapiemaßnahmen kommen entzündungshemmende Salben für Schleimhäute (verschreibungspflichtig, zum Beispiel Nystalocal® – wirkt auch gegen Gardnerellen, die bei Männern nicht selten auf der Vorhaut zu finden sind) in Frage. Mögliche Behandlungsoptionen sind aber auch Penisbäder mit schwarzem Tee oder Gerbstoffen sowie Grünteesalben oder Aromaölsalben mit Bergbohnenkraut- und Oreganoöl, die ähnlich wie die Aromazäpfchen von Spezialapotheken (z. B. Zieten Apotheke Berlin) angefertigt werden, allerdings auch brennen können.

Scheide

Wichtiger Faktor des Scheidenmikrobioms sind Laktobazillen, da diese auf unterschiedliche Art und Weise vor Infektionen schützen. Ein Ungleichgewicht des Scheidenmikrobioms kann Ursache für chronische Blasenentzündungen sein. Daher sollte in diesem Fall eine Fehlbesiedlung der Scheide therapiert werden. Hierzu gibt es außer Antibiotika auch Aromaöle, die auf unterschiedliche Art und Weise – als Zäpfchen, Bad, Tampon – angewendet werden können sowie Scheidenlaktobazillen lokal in der Scheide oder zum Einnehmen.

3

Was Blasenentzündungen mit dem Darm zu tun haben

Bedeutung des Darms für Gesundheit

Die Schulmedizin ist größtenteils Organ-orientiert und fragt nicht nach den Ursachen einer Erkrankung, sondern behandelt Symptome. Dabei besteht die häufigste Therapie heutzutage in der Verordnung von Arzneimitteln. Dieses Konzept wird chronischen Erkrankungen allerdings oft nicht gerecht, da die Ursachen der Erkrankung weiter fortbestehen. Häufig liegen diese Ursachen aber nicht offensichtlich auf der Hand, sondern erfordern vom behandelnden Arzt einen ganzheitlichen Blick, der über den Tellerrand des eigentlichen Fachgebietes hinausgeht.

Chronische Blasenentzündungen sind ein gutes Beispiel dafür. Allzu sehr wird der Fokus auf die Ausmerzung des die Blasenentzündung verursachenden Keims gelegt und nicht nach den Ursachen gefragt: „Warum gelingt es dem Keim immer wieder in die Blase zu kommen oder sich im Biofilm der Blase – wo Antibiotika nicht wirken – einzunisten?"

Hier ist ein ganzheitliches Therapiekonzept gefordert. Unterschiedliche Begriffe wie Alternativmedizin, Komplementärmedizin oder naturheilkundliche Medizin werden in diesem Zusammenhang immer wieder als Abgrenzung zur Schulmedizin genannt. Das soll es aber nicht sein. Der neu eingeführte Begriff der **Integrativen Medizin** steht dafür, die konventionelle ärztliche Medizin und ärztliche Komplementärmedizin zu einem sinnvollen Gesamtkonzept zu verbinden. Ziel ist es, die individuell beste Therapie für den Patienten zu finden und die Selbstheilungskräfte zu aktivieren. Dies ist besonders sinnvoll bei der Therapie chronischer Erkrankungen, bei der die konventionelle Schulmedizin an ihre Grenzen stößt. Leider spielt die Integrative Medizin in der aktuellen Schulmedizin derzeit kaum eine Rolle, wie mein Beispiel mit der chronischen Blasenentzündung zeigt.

Blasenentzündungen haben immer etwas mit einem gestörten Immunsystem zu tun. Aber lassen Sie mich dazu etwas ausholen und den Blick auf den Darm richten. Jetzt werden Sie vielleicht stutzig und fragen sich: Was hat denn der Darm mit meiner Blasenentzündung zu tun? Lesen Sie dazu gerne weiter und Sie erfahren es.

Hippokrates von Kos

Wo im Körper ist der Sitz unseres Immunsystems? Der Großteil – etwa 80 % – unserer gesamten Immunzellen sitzen im Darm. Dennoch spielt der Darm bei Immunstörungen in der westlichen Schulmedizin bisher kaum eine Rolle – und das, obwohl bereits vor über 2000 Jahren der griechische Arzt Hippokrates von Kos die Annahme vertrat, dass „alle Krankheiten im Darm beginnen". Hippokrates gilt als „Vater der Heilkunde" und Begründer der Vier-Saft-Theorie: Die vier Säfte des Körpers „Blut", „Schleim", „gelbe und schwarze Galle" müssen im Gleichgewicht sein, damit der Mensch gesund ist. Seine Theorien gab er in der ersten „Ärzteschule" des Altertums weiter. Mit seiner Aussage, dass alle Krankheiten im Darm beginnen, lag er nicht falsch – zumindest ist der Darm bei den meisten chronischen Erkrankungen mit beteiligt. Ludwig Feuerbach, ein 1850 geborener deutscher Philosoph, sagte „Du bist, was du isst". Das ist vergleichbar mit der asiatischen Weisheit „Die Ernährung ist die Grundlage der Gesundheit". „Der Tod sitzt im Darm" formulierte der Schweizer Arzt Paracelsus im 16. Jahrhundert.

Positiv formuliert heißt es: Gesundheit beginnt im Darm. Die moderne Mikrobiomforschung, die erst 2008 dank der schon erwähnten neuen Möglichkeiten von Gensequenzierungstechniken begonnen hat, bestätigt diese Beobachtungen. In diesem Zusammenhang tauchen immer mehr auch in der Laienpresse und Werbung die Begriffe „Mikrobiom" und „Mikrobiota" auf. Aber was versteht man eigentlich darunter?

> **Wichtig**
> Mit Mikrobiota ist die Gesamtheit aller Mikroorganismen gemeint, die auf unseren inneren und äußeren Körperoberflächen leben. Es sind ungefähr genauso viele, wie wir Körperzellen besitzen.
> Unter dem Mikrobiom versteht man die Gesamtheit aller nichtmenschlichen genetischen Information (also DNA/RNA) am und im menschlichen Körper. Die Bezeichnung Mikrobiom lehnt sich damit an den Begriff unseres menschlichen Genoms, also unseres Erbmaterials, an. Dabei besitzen wir deutlich mehr Bakteriengene als menschliche Gene.

Jedes Mikrobiom ist ein komplexes Ökosystem, das nur durch das perfekte Zusammenspiel der einzelnen Mikroorganismen funktioniert – frei nach dem Motto: „Gemeinsam sind wir stark!"

Beim Darm spricht man zum Beispiel nicht mehr von der Darmflora, sondern der Darmmikrobiota. Genau genommen gehören neben den Bakterien auch Pilze, Einzeller und Viren zur Mikrobiota. Zu den drei letzteren gibt es bislang aber nur wenige Forschungsdaten, sodass wir uns im Folgenden auf die Bakterien beschränken.

Das Darmmikrobiom hat bei vielen Erkrankungen einen größeren Einfluss als das Patientengenom, wie die Forschung der letzten Jahre bestätigt. Neue Erkenntnisse zeigen: Stoffwechselprodukte – sogenannte Metaboliten – der Darmbakterien können ins Blut übertreten und somit jede noch so entfernte Zelle im gesamten Körper erreichen. So können die Darmbakterien den menschlichen Stoffwechsel und sogar das Gehirn beeinflussen. Diesen allerneuesten Zweig der Forschung nennt man Metabolomforschung. Die Buttersäure ist zum Beispiel so ein Metabolit. Dazu noch mehr in diesem Kapitel.

Erste Studie zu …

Wie eingangs schon erwähnt, ist inzwischen die erste Studie zu Frauen mit chronischen Blasenentzündungen im Vergleich zu blasengesunden Frauen veröffentlicht worden. Unterschiede zwischen den beiden Gruppen sind eine verringerte Artenvielfalt an Bakterien – also zu wenige Bakterienarten insgesamt – und ein Mangel des Keims Faecalibacterium prausnitzii (F. prausnitzii) – dem Hauptlieferant von Buttersäure im Darm – bei den Frauen mit chronischen Blasenentzündungen. Die Vielfalt an Bakterienarten wird Diversität oder noch genauer Alphadiversität genannt. Der Beobachtungszeitraum dieser Studie umfasste ein Jahr; neben diversen Blutuntersuchungen erfolgte routinemäßig alle vier Wochen und nach jeder Antibiotikagabe zusätzlich eine Analyse des Darmmikrobioms. Die Fallzahl in dieser Studie war zwar gering: Es haben 15 Frauen mit chronischer Blasenentzündung und 16 blasengesunde Frauen teilgenommen. Aber vergleichbare Studien zu anderen Krankheitsbildern, wie zum Beispiel entzündlichen Darmerkrankungen (Morbus Crohn und Colitis ulcerosa), kamen zu ähnlichen Ergebnissen.

> Eine hohe Bakteriendiversität und Buttersäure scheinen Garanten für Gesundheit zu sein, so der aktuelle Forschungsstand der Darmmikrobiomforschung.

3.1 Darmbakterien – Grundsätzliches

Wir verbinden mit Bakterien etwas Negatives. Allerdings verhält es sich bei unseren Darmbakterien ganz anders. Die meisten von Ihnen sind keine Krankheitserreger, sondern sorgen dafür, dass wir gesund bleiben. Man spricht daher von physiologischen Darmbakterien.

Im Darm finden sich nach aktuellen Gensequenzanalysen eine Billion Bakterien; das sind etwa 10.000-mal so viel wie Menschen auf der Erde leben. Diese Darmbakterien machen in jedem Menschen etwa 0,2 kg an Gewicht aus. Von allen Organen ist der Dickdarm am dichtesten besiedelt – mit bis zu 100 Mrd. Zellen pro Milliliter Darminhalt. Moderne Gensequenzierungstechniken haben bisher etwa 500 bis 1000 verschiedene Arten von Bakterien identifiziert. Viele Wissenschaftler sprechen bereits von den Darmbakterien als einem eigenen „Organ". Von zahlreichen Bakterienarten ist ihre Funktion im „Ökosystem Darm" noch unklar. Allerdings sind inzwischen Schlüsselarten von Bakterien bekannt, die für die menschliche Gesundheit eine wichtige Rolle spielen. Jeder Mensch besitzt zwar ein individuelles Mikrobiom, aber die Schlüsselarten ähneln sich.

In der westlichen Welt ist im Vergleich zu ursprünglich lebenden Naturvölkern die Vielfalt der Bakterienarten – also die schon genannte Alphadiversität – verarmt, wobei die ursprünglichen Völker allerdings auch mehr potenziell pathogene, also krankheitsverursachende, Arten in sich tragen. Der amerikanische Mikrobiologe Martin J. Blaser sieht in seinem Buch „Missing Microbes" das Zuviel an Antibiotikagaben als einen Hauptgrund für die Abnahme der Artenvielfalt und der damit verbundenen negativen Auswirkung auf unsere Gesundheit.

> Meist gilt: Je größer die Vielfalt der bakteriellen Arten, also die Diversität, umso größer ist die Widerstandskraft gegenüber schädlichen Einflüssen und umso besser ist es in der Regel um die Gesundheit des betreffenden Individuums bestellt.

Etwa 40 % des gesamten Darmmikrobioms gehört zum Stamm (Phylum genannt) der Firmicuten, die seit 2021 Bacilota genannt werden. Dazu zählen Clostridien, Laktobazillen, Enterokokken und Ruminokokken, zu denen der schon erwähnte Keim F. prausnitzii gehört. 20 % werden dem Stamm der Actinobakterien zugerechnet, dazu gehören sämtliche Bifidobakterien. Weitere 20 % macht der Stamm der Bacteroidetes aus, zu dem Bacteroides-Arten und Prevotella-Arten zählen. Die Proteobakterien machen 0,2 % aus. Zu ihnen gehört die Familie der Enterobacteriaceae, die die Gattungen Klebsiella, Proteus, Morganella, Citrobacter, Enterobacter und Pseudomonas sowie die Art E. coli umfasst. Diese Keime spielen auch eine wesentliche Rolle bei der Entstehung von Blasenentzündungen – insbesondere, wenn sie in vermehrten Zellzahlen vorliegen. Man spricht dann von einer Darmdysbiose. Diese Proteobakterien, auch Proteolyten oder Fäulnisbakterien genannt, sind hauptsächlich für die Verdauung von Eiweißen verantwortlich. Warum diese zahlenmäßig verhältnismäßig kleine Gruppe, die aufgrund ihres Färbeverhaltens auch als Gram-negative Bakterien bezeichnet wird, problematisch für unsere Gesundheit werden kann, erfahren Sie in Kap. 3.3. Leaky Gut und Silent Inflammation.

> **Wichtig**
> Befindet sich die Zusammensetzung der zahlreichen Mikroorganismen im Darm in einem Gleichgewicht, bei dem gesundheitsfördernde Arten überwiegen, sprechen Fachleute von einer Eubiose.
> Eine Dysbiose ist dagegen eine krankhaft veränderte Besiedlung, also ein Ungleichgewicht der physiologischen Mikrobiota, bei der potentiell krankmachende Arten sich übermäßig vermehrt haben.

3.2 Aufgaben des Darms und seiner Darmschleimhaut

3.2.1 Nahrungsverwertung

Die bekannteste Aufgabe der Darmschleimhaut im Dünndarm ist die Aufnahme von Nährstoffen, Mineralstoffen, Wasser und Gallensäuren aus dem Nahrungsbrei, die sogenannte Resorption. Um viel resorbieren – also aufnehmen – zu können, benötigt der Darm eine große Oberfläche (Abb. 3.1a). Die Vergrößerung der Darmoberfläche entsteht, indem sich die Schleimhaut in zahlreiche hohe, ringförmige Falten legt. Diese Falten haben wiederum unzählige winzige Ausstülpungen, die Zotten, und Einsenkungen, die Krypten (Abb. 3.1b). Dadurch wird die Oberfläche noch einmal vergrößert. Die größte Oberflächenvergrößerung, um den Faktor 20, entsteht durch Millionen von mikroskopisch kleinen, fingerähnlichen Fortsätzen der Darmzellmembran, den Mikrovilli (Abb. 3.1b). Sie bilden zusammen eine Art Bürstensaum, der die Nährstoffe aufsaugt und in die Blutbahn befördert. Durch Falten, Zotten, Krypten und Mikrovilli ist die Darmschleimhautoberfläche etwa 400–500 Quadratmeter und somit fast so groß wie ein Tennisplatz.

Die Dünndarmschleimhaut besteht nur aus einer einreihigen Zellschicht – dem Epithel – die etwa 10 μm dünn ist. Das entspricht der Dicke einer Frischhaltefolie.

In der Dickdarmschleimhaut kommen kaum noch Nährstoffe an außer kurzkettige Fettsäuren wie beispielsweise Buttersäure (Butyrat

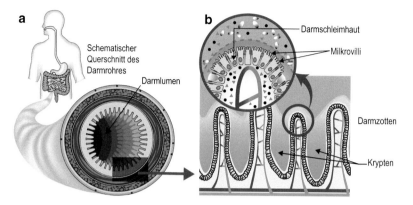

Abb. 3.1 a Schematischer Querschnitt des Darmrohres **b** Darmrohrausschnitt vergrößert dargestellt mit Darmzotten, Krypten, Darmschleimhaut und Mikrovilli (© MVZ Institut für Mikroökologie)

genannt), die von bestimmten Darmbakterien produziert werden. Außerdem werden dort Vitamin K, Wasser und die restlichen Gallensäuren in den Körper rückresorbiert.

3.2.2 Der Darm als Grenzwall

Die zweite Aufgabe des Darms klingt zunächst widersprüchlich. Auf der einen Seite soll also Nahrung aufgenommen werden, auf der anderen Seite aber ist der Darm auch ein Grenzwall. Warum ist das so? Mit ihrer enorm großen Oberfläche von den etwa 400–500 Quadratmetern stellt die Darmschleimhaut ein potenzielles Einfallstor für viele krankheitserzeugende Schadstoffe dar, da sie die Nahtstelle zwischen der äußeren Umwelt und dem Körperinneren ist.

Das Darminnere, auch wenn tief im Körper gelegen, zählt dabei als außerhalb des Körpers. Die Darmschleimhaut ist also auch eine Barriere zwischen außen und innen, um Allergene, unvollständig verdaute Nahrungsbestandteile, Mikroorganismen und ihre Bruchstücke sowie Giftstoffe vom Körperinneren fernzuhalten.

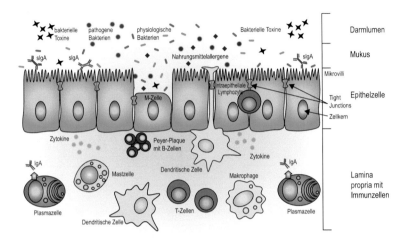

Abb. 3.2 Schematische Darstellung des Grenzwalls aus physiologischen Bakterien, Mukus, Epithelzellen mit Tight Junctions und der Lamina propria mit zahlreichen Immunzellen (© MVZ Institut für Mikroökologie)

Die Darmschleimhaut (medizinisch Darmmukosa genannt) besteht genaugenommen aus dem aufliegenden Schleim, Mukus genannt, der Epithelzellschicht und der darunter gelegenen Bindegewebsschicht, die man Lamina propria nennt. Die Darmbarriere wird von den physiologischen Darmbakterien, dem Mukus und den Zell-Zell-Verbindungen der Epithelzellen, Tight Jumnctions genannt, gebildet (Abb. 3.2).

Physiologische Darmmikrobiota

Milchsäurebakterien (Laktobazillen) und Bifidobakterien gehören neben Bacteroides zur Gruppe der Schutzbakterien. Diese Bakterienarten nennt man auch protektive Mikrobiota. Sie vermitteln die sogenannte Kolonisationsresistenz.

> Unter Kolonisationsresistenz versteht man das Zusammenspiel aus Darmbakterien und Immunsystem, das den Menschen vor einer Besiedelung und dem Eindringen krankheitsverursachender – also pathogener – Keime schützt.

Während die Laktobazillen hauptsächlich auf den Dünndarm konzentriert sind, dominieren Bacteroides-Arten und Bifidobakterien vor allem im Dickdarm. Laktobazillen und Bifidobakterien bauen Kohlenhydrate aus der Nahrung ab. Dadurch entstehen Milchsäure und weitere kurzkettige Fettsäuren wie Essigsäure, Propionsäure und Buttersäure. Vor allem Buttersäure, auch Butyrat genannt, gilt als die wichtigste von den dreien, da sie die Darmschleimhaut ernährt, aber auch einen antientzündlichen Effekt auf unsere Immunzellen hat. Wer hätte das gedacht? Verbindet man doch mit Buttersäure eher den Geruch von Ranzigem oder Erbrochenem. Die kurzkettigen Fettsäuren säuern das Darmmilieu an und schützen so vor der Ansiedlung und Vermehrung von krankheitserregenden Bakterien. Das gilt vor allem auch für alle Gram-negativen eiweißspaltenden Proteolyten. Der optimale pH im Darm, insbesondere im Dickdarm, muss also sauer sein und sollte idealerweise zwischen 5.8–6.5 liegen. Dies darf nicht mit einer generellen Übersäuerung des Körpers verwechselt werden, die sich auf den pH des Gewebes bezieht; dort soll idealerweise der pH basisch, also alkalisch, sein und somit genau das Gegenteil vom sauren Darm- und auch Magenmilieu. Das erklärt auch, dass es für die Darmgesundheit nicht sinnvoll ist, einfach mal Basenpulver einzunehmen, insbesondere wenn dies zum Essen geschieht. Denn dadurch verändert sich der saure Magen-pH, der für unsere Verdauungsenzyme notwendig ist.

Laktobazillen machen aber noch mehr für unsere Gesundheit: Sie produzieren Eiweiße, die antimikrobiell, also keimabtötend, wirken. Diese Substanzen werden als antimikrobielle Peptide bezeichnet. Manche Laktobazillen bilden außerdem Wasserstoffperoxid (H_2O_2), das ebenfalls keimtötend wirkt.

Auch andere Bakterien können antimikrobiell wirkende Substanzen, also antimikrobielle Peptide, bilden. Dazu gehören nicht pathogene, also nicht krankheitsverursachende E. coli-Stämme, d. h. also nicht alle E. coli sind „böse". In Stuhlanalysen werden die „bösen" E. coli oft als E. coli Biovare bezeichnet. Auch der Keim Enterococcus faecalis kann antimikrobielle Peptide bilden. Sowohl immunaktive E. coli-Stämme als auch der Keim Enterococcus faecalis gehören zu einer gesunden Darmmikrobiota dazu und sie sind sogar als zugelassene Arzneimittel auf dem Markt (dazu mehr in Kap. 4). Verschiedene Darmbakterien produzieren Vitamine wie die B-Vitamine Thiamin, Riboflavin, Niacin, Biotin, Pantothensäure und Folsäure sowie auch Vitamin K.

Wie soeben beschrieben, haben die physiologischen, also die orts-
ansässigen, nicht krankheitserregenden Darmbakterien, durch
pH-Ansäuerung und Bildung antimikrobieller Eiweiße die Fähigkeit potenzielle Erreger zu bekämpfen. Ein weiterer Aspekt ist für
die Barrierefunktion ebenfalls sehr entscheidend: Das Blut fließt
nährstoffarm zum Darm, deshalb ernähren sich die Epithelzellen
hauptsächlich von der von Darmbakterien gebildeten Buttersäure.
Ein Hauptproduzent ist der Keim Faecalibacterium prausnitzii
(F. prausnitzii), der bei gesunden Menschen etwa 5 bis 10 % – im Ideal-
fall sogar 15 % – der gesamten Bakterienzellzahl im Dickdarm aus-
macht. Sind die Darmschleimhautzellen gut genährt, können sie ihre
Aufgaben wie Nährstoffaufnahme und Barrierefunktion gut erfüllen.
F. prausnitzii verwertet Oligosaccharide, das sind Mehrfachzucker mit
drei bis zehn miteinander verbundenen Zuckermolekülen, und Essigsäure, also Abbauprodukte, die von ballaststoffabbauenden Bakterien
stammen. Ballaststoffe sind Polysaccharide, also Mehrfachzucker mit
mehr als zehn Zuckermolekülen. Neben F. prausnitzii können aber -wie
schon erwähnt- auch bestimmte Laktobazillen und Bifidobakterien
Buttersäure produzieren. Die Buttersäure hat noch mehr Funktionen:
Sie sorgt beispielsweise dafür, dass ausreichend neutrophile
Granulozyten vor Ort sind. Das sind weiße Blutkörperchen, die wie
eine Art Polizei für die Erstabwehr von Bakterien oder sonstigen Ein-
dringlingen zuständig sind. Außerdem hält sie durch Bildung von
Tight-Junction-Proteinen die Zell-Zell-Verbindung der Epithelzellen
der Darmschleimhaut intakt (mehr unter Tight Junctions).

Mukus

Der Mukus (Abb. 3.2), also der Schleim, der die Darmschleimhaut überzieht, schützt sie vor chemischen, mechanischen und
physikalischen Reizen und hält Bakterien von den Epithelzellen fern.
Becherzellen, die zwischen den normalen Epithelzellen liegen, bilden
den Mukus. Strukturgebend sind die Muzine; das sind große Moleküle
aus Eiweißen und Kohlenhydraten, die sehr gut Wasser binden.
Dadurch quellen sie auf, verleihen dem Schleim seine Viskosität und
wirken als physikalische Barriere.

Im Dünndarm ist der Mukus nur einschichtig. Dagegen besteht er im Dickdarm aus zwei Schichten, da hier 1000-mal mehr Bakterien als im Dünndarm leben. Während die obere Schleimschicht nur locker strukturiert ist und so Bakterien die Möglichkeit bietet sich anzusiedeln, ist die dünnere untere Schicht wesentlich dichter. Sie enthält – wie auch der Mukus im Dünndarm – normalerweise viele antimikrobielle Eiweiße, also quasi körpereigene Antibiotika.

> Antimikrobielle Eiweiße unterstützen die Barrierefunktion des Schleims und halten die untere Schicht frei von Bakterien. Zu diesen Peptiden gehören unter anderem α- und β-Defensine.

Während die Epithelzellen ständig β-Defensin 1 bilden, erfolgt die Produktion von β-Defensin 2 nur bei Entzündungen oder bei Anregung durch bakterielle Zellwandbestandteile. Arzneimittel mit derartigen Zellwandbestandteilen sind auf dem Markt. Dazu mehr in Kap. 4.

Für die Funktionsfähigkeit des „Grenzwalls" wesentlich ist der erst 2004 entdeckte Keim Akkermansia muciniphila (A. muciniphila). Dieser macht bei gesunden Menschen etwa 2 bis 5 % der Darmmikrobiota aus. Er ernährt sich vom Mukus. Dieser Abbau des Mukus wiederum stimuliert die Regeneration des Schleims. Außerdem bildet A. muciniphila beim Abbau der Kohlenhydrate aus dem Schleim Oligosaccharide und Essigsäure, die für buttersäureproduzierende Bakterien – wie F. prausnitzii – Futter sind, um Buttersäure herzustellen.

Tight Junctions
Tight Junctions (Abb. 3.2) sind Zell-Zell-Verbindungen zwischen den Epithelzellen, die für die Darmbarriere wichtig sind und eine Art Festungsmauer darstellen. Sie sind netzartige Proteinstrukturen, die alle Epithelzellen umschließen und so die Zellzwischenräume abdichten. Um größere Moleküle oder Wasser passieren zu lassen, können sie aktiv geöffnet werden. Das Signal für das Öffnen vermittelt das Regulatorprotein Zonulin, das die Epithelzellen auf bestimmte Reize hin freisetzen. So reizt ein direkter Kontakt zu Bakterien die Epithelzellen,

vermehrt Zonulin auszuschütten. Grund dafür kann eine geschädigte Mukusschicht oder ein zu geringer Gehalt an antimikrobiellen Peptiden sein.

Ist die Barriere undicht, spricht man von einem **Leaky Gut** oder „löchrigen bzw. durchlässigen Darm". Patienten mit einem Leaky Gut können zum Beispiel Bauchbeschwerden wie Blähungen, Bauchkrämpfe und dünnflüssigere Stühle haben. Allerdings kann ein Leaky Gut auch völlig ohne Darmsymptome verlaufen und sich nur in chronischen Blasenentzündungen äußern. Auch Autoimmunerkrankungen haben oft ein Leaky Gut als Ursache – bei vorliegender genetischer Veranlagung. Das gilt auch für die häufigste Autoimmunerkrankung bei jungen Frauen, Autoimmunthyreoiditis oder Morbus Hashimoto genannt. Ein sehr häufiger Grund für eine Störung der Tight Junctions ist eine bakterielle Fehlbesiedlung des Dünndarms, SIBO (small intestine bacterial overgrowth) genannt. Dazu mehr in Kap. 4.

3.2.3 Der Darm als Immunorgan

Der Darm enthält bis zu 80 % aller Immunzellen, die das sogenannte darmassoziierte lymphatische Gewebe bilden. Warum ist das so? Die große Oberfläche der Darmschleimhaut mit ihren, wie eingangs bereits beschriebenen, etwa 400–500 Quadratmetern muss vor Allergenen aus der Nahrung, Mikroorganismen und Toxinen, also Giften, geschützt werden, die sonst ungehindert ins Körperinnere eindringen könnten.

Vorwiegend sitzen die Immunzellen in der Lamina propria, der Bindegewebsschicht direkt unter der einreihigen Epithelschicht. Manche sind auch direkt zwischen den Epithelzellen zu finden. Besonders auffällig sind die Peyer-Plaques im Dünndarm, die Ansammlungen von Lymphfollikeln – kugelförmigen Kolonien aus B-Lymphozyten – sind (Abb. 3.2).

Kommen die Immunzellen mit Antigenen – beispielsweise krankheitserregenden, sog. pathogenen Bakterien, Bakterienbestandteilen oder Viren – in Kontakt, löst das eine Immunantwort aus. Nötig sind dafür Rezeptoren, die typische mikrobielle Moleküle wie beispielsweise das Lipopolysaccharid LPS erkennen, das an der Zelloberfläche

von Gram-negativen Bakterien abgesondert wird. In den meisten
Fällen führt die Aktivierung zur Ausschüttung von Entzündungs-
mediatoren des Immunsystems. Diese nennt man Zytokine. Am
Erkennen spezifischer Bakterienmerkmale sind dendritische Zellen –
sternförmige Abwehrzellen – und M-Zellen beteiligt. M-Zellen
(Abb. 3.2) sind spezialisierte Epithelzellen, die über den Peyer-Plaques
sitzen. Sie nehmen Antigene aus dem Darm auf und geben sie an die
Immunzellen weiter. Dendritische Zellen (Abb. 3.2) sind antigen-
präsentierende Zellen; diese können ihre Ausläufer zwischen den
Epithelzellen hindurch bis in das Darminnere strecken, wo sie Antigene beispielsweise aus dem Nahrungsbrei aufnehmen und ebenfalls das Schleimhaut-Immunsystem – auch Mukosa-Immunsystem
genannt- aktivieren. Mukosa ist der medizinische Ausdruck für
Schleimhäute. Nicht nur pathogene Bakterien, sondern auch die
physiologischen Darmbakterien können eine Immunantwort hervorrufen und so die Schlagkraft des Immunsystems erhöhen, wie das
Beispiel des sekretorischen Immunglobulins A (sIgA)-Antikörpers
(Abb. 3.2) zeigt: Wenn M-Zellen Antigene aufnehmen und in die
Peyer-Plaques weitergeben, aktivieren sie über dendritische Zellen
sogenannte T-Lymphozyten – eine Untergruppe von weißen Blut-
körperchen-, die die Entwicklung IgA-bildender B-Plasmazellen
anstoßen. B-Plasmazellen sind eine besondere Form von weißen Blutkörperchen, die Antikörper bilden. Dendritische Zellen, die selbst
Antigene aus dem Darminneren aufnehmen, können ebenfalls die
Entwicklung IgA-bildender B-Plasmazellen anstoßen. Dazu wandern
sie mit den Antigenen ins Lymphgewebe. Die angeregten B-Zellen
gelangen über den Lymph- und Blutkreislauf an verschiedene Zielorte
innerhalb des vernetzten Mukosa-Immunsystems des Körpers: In die
lymphatischen Gewebe im Nasenrachenbereich, in die Bronchien und
in den Urogenitaltrakt. Zwar kehrt ein großer Teil der B-Plasmazellen
in den Magen-Darm-Trakt zurück, aber ein Teil verbleibt ebenfalls im
Nasenrachenraum, in den Bronchien und im Urogenitaltrakt.

An allen Epithelien passiert dann das Gleiche: Die Epithelzellen nehmen das IgA auf und geben es an der Epitheloberfläche als
sekretorisches IgA (sIgA) ab. Das sIgA wehrt an den Schleimhäuten

Mikroorganismen ab, indem es sie bindet und so eine Infektion verhindert.

Allerdings lösen die meisten der vom Darm aufgenommenen Antigene keine spezifische Immunantwort aus; es werden also keine Antikörper gegen sie gebildet. Das Ausbleiben einer Immunantwort gegen ein aufgenommenes Antigen beruht nicht auf einer Unfähigkeit des Immunsystems, das Antigen zu erkennen. Die Immunzellen des Darms können vielmehr Immunreaktionen aktiv unterdrücken oder nach der Erkennung des Antigens in einen Ruhezustand verfallen. Sonst würde alles aus dem Nahrungsbrei sofort eine Immunreaktion auslösen. Immunzellen durchlaufen also im Darm ein ständiges Trainingsprogramm, das sie fit und reaktionsfähig hält.

Das sIgA schützt das Epithel sämtlicher Schleimhäute, ohne entzündliche Schäden zu verursachen. Es kann bakterielle Infektionserreger und bakterielle Toxine abwehren, das Eindringen der physiologischen Darmmikrobiota verhindern und ebenfalls virale Infektionen unterbinden.

> Das bedeutet: Funktioniert das darmständige, angeborene Immunsystem, schützt es auch den Urogenitaltrakt.

3.3   Leaky Gut und Silent Inflammation

Ist die Darmschleimhaut übermäßig durchlässig, strömen körperfremde Eiweiße aus der Nahrung, Bakterien und Bakterienbruchstücke oder Giftstoffe (sogenannte Toxine), wie sie beispielsweise Proteobakterien bilden, aber auch Pestizide, Herbizide oder toxische Metalle – in das Körperinnere. Sie lösen im Körper meist niederschwellige Entzündungen aus, bei denen die klassischen Entzündungszeichen fehlen und auch der Entzündungmarker „C-reaktives Protein (CRP)" unauffällig ist. Deshalb werden diese sogenannten stillen Entzündungen – Silent Inflammation oder auch Low-grade-Inflammation – oft nicht erkannt.

Galt das Leaky Gut lange Zeit als Pseudowissenschaft, ist es inzwischen von der Schulmedizin anerkannt. Allerdings gibt es bisher weder eine schulmedizinisch anerkannte Diagnostik noch Therapie.

Wie kann ein Leaky Gut dennoch diagnostiziert werden?

Der genaueste Test ist der Laktulose-Mannitol-Quotient, der wegen des Aufwands und der Belastung des Patienten selten durchgeführt wird. Dazu muss der Patient eine Zuckerlösung – bestehend aus Mannitol und Laktulose – trinken. Das kleine Mannitol-Molekül kann problemlos durch die Darmschleimhaut in den Körper aufgenommen werden. Dagegen passiert eine Laktulose-Aufnahme nur bei bestehendem Leaky Gut, während Laktulose bei intakter Dünndarmepithelschicht nicht in den Körper gelangt. Beide aufgenommenen Zucker werden über den Urin ausgeschieden. Daher wird im Verlauf von 6 h der Mannitol- und Laktulose-Gehalt im Urin gemessen und so die Durchlässigkeit der Schleimhaut über die Laktulose-Mannitol-Ratio bestimmt. Einfacher zu messen ist Zonulin als Marker für die Durchlässigkeit der Darmschleimhaut – im Stuhl oder Blut. Denn übermäßig vorliegendes Zonulin bewirkt stark geöffnete Tight Junctions. Erst wenn die Darmepithelzellen zu stark geschädigt sind und deshalb nicht mehr ausreichend Zonulin bilden können, kann trotz niedrigem Zonulin-Wert ein Leaky Gut vorliegen. Dann ist aber beispielsweise das Leberenzym α -1-Antitrypsin im Stuhl deutlich erhöht, das bei durchlässigem Darmepithel verstärkt ins Darmlumen gelangt. Ein weiterer Marker in Zusammenhang mit einer gestörten Darmbarriere ist das im Blut gemessene Intestinal-fatty acid binding protein (I-FABP). I-FABP kommt ausschließlich in Darmepithelzellen vor und spielt eine Rolle im Fettstoffwechsel. Ist das Darmepithel geschädigt, tritt I-FABP ins Blut über und ist dort auch noch im Gegensatz zu Zonulin bei starker Schädigung der Darmepithelzellen messbar. Leider gibt es bisher keine Vergleichsuntersuchungen, ob Stuhl- oder Blutmarker für den Nachweis eines Leaky Gut besser geeignet sind.

Ursachen für ein Leaky Gut

Für eine unphysiologisch übermäßige Durchlässigkeit der Darmschleimhaut gibt es verschiedene Ursachen. Während manche Faktoren direkt die Darmepithelzellen schädigen, greifen andere die Tight Junctions an. Weiterhin verursachen viele Substanzen eine Darmdysbiose, das bedeutet, sie verändern die Zusammensetzung der Darmmikrobiota in negativer Weise: Während Bakterien, die Darmschleimhaut und Tight Junctions angreifen können, in der Zellzahl zunehmen, verringert sich der Anteil schützender Bakterien. Dadurch kann ebenfalls ein Leaky Gut entstehen. Nimmt beispielsweise die Menge der Milchsäurebakterien ab, wachsen Fäulnisbakterien hoch. Sie bauen Eiweiße aus der Nahrung ohne Sauerstoff, also anaerob, ab und produzieren dabei übelriechende Stoffe wie Ammoniak, Schwefelwasserstoff, Phenole, p-Kresol und außerdem Histamin. Diese Substanzen wirken entzündungsfördernd, teilweise schädigen sie Zellen direkt. Schwefelwasserstoff kann außerdem den schützenden Schleim auf den Darmepithelzellen aufbrechen. Stoffwechselprodukte des Proteinabbaus sind überwiegend basisch und verstärken dadurch eine bestehende Dysbiose.

Zusätzlich tragen die eiweiß-abbauenden Fäulnisbakterien wie Klebsiella oder Enterobacter, die zu den sogenannten Gram-negativen Bakterien zählen, wie schon erwähnt auf ihrer äußeren Zellmembran Strukturen aus fettähnlichen Bestandteilen und Kohlenhydraten, die sogenannten Lipopolysaccharide (LPS) oder Endotoxine. Auch sie können die Durchlässigkeit der Darmschleimhaut deutlich verstärken.

Eine chronische Verstopfung (Obstipation) ist durch eine lange Verweilzeit des Stuhls im Dickdarm charakterisiert. Dadurch werden die Kohlenhydrate restlos abgebaut und die Darmbakterien verwerten mehr Proteine. Das sorgt für eine Überwucherung mit Eiweiß-abbauenden – also proteolytischen – Bakterien, viel LPS und eine große Menge an basischem Ammoniak aus dem Proteinabbau. Die dadurch bedingte pH-Erhöhung im Darm ist von Nachteil für Laktobazillen und Bifidobakterien, aber auch für die wichtigen Keime F. prausnitzii und A. muciniphila, die für die Intaktheit der Epithelzellen sorgen sollen. Die Dysbiose wiederum verstärkt in der Regel die Verstopfung.

Häufige Ursachen für ein Leaky Gut

- Darmdysbiose mit vielen Eiweiß-abbauenden Bakterien aufgrund einer ungesunden Ernährung (als „Western Diet" bezeichnet) mit viel tierischem Eiweiß – Verzehr von viel Fleisch, Eiern, Milchprodukten – und vielen gesättigten Fettsäuren sowie einem Übermaß an Omega-6-Fettsäuren bei zu geringem Verzehr von Omega-3-Fettsäuren.
- erhöhter Alkoholkonsum
- Nikotin-Genuss
- Künstliche Süßstoffe (mit Ausnahme von Stevia) führen unter anderem zum Absterben von Darmzellen und verminderter Bildung von Tight-Junction-Proteinen.
- Gliadinreiche Ernährung: Gliadin ist Bestandteil des Gluten, das Klebereiweiß in allen Weizensorten (Weizen, Dinkel, Grünkern, Kamut, Emmer, Einkorn), aber auch in mit Weizen kontaminierten anderen Getreidesorten (z. B. durch Mühle, Abfüllung oder Bäckerei).
- Emulgatoren wie zum Beispiel Lecithine und Polysorbat 80 (in vielen Fertiglebensmitteln oder auch Arzneimitteln).
- Taurin, das in Energy Drinks enthalten ist, wird von Darmbakterien in Schwefelwasserstoff umgewandelt, der durch Zerstörung der schützenden Schleimschicht ein Leaky Gut fördert.
- hoher Fruktosekonsum aus Obst, vielen süßen Getränken oder dem weitverbreiteten, weil kostengünstigen Süßungsmittel „high fructose corn syrup" (HFCS), oft auch als Maissirup oder Isoglucose deklariert.
- Protonenpumpenhemmer – die sogenannten „Magenschoner": eine längerfristige Einnahme bewirkt eine Dysbiose aufgrund verschobener Säure-Verhältnisse.
- Antibiotika: sie töten leider auch gute Bakterien ab und können das Gleichgewicht im Darm verschieben; besonders Amoxicillin und Clindamycin fördern Eiweiß-abbauende Bakterien. Das Antibiotikum Metronidazol förderte bei Ratten die Durchlässigkeit der Darmschleimhaut.
- Schmerzmittel, wobei der Schaden durch Acetylsalicylsäure am geringsten zu sein scheint.
- Chronischer Stress setzt die Stresshormone Adrenalin und Noradrenalin frei; darauf reagieren Eiweiß-abbauende Bakterien mit Wachstum, während das Buttersäure-bildende und damit Darmschleimhaut-ernährende Bakterium F. prausnitzii abnimmt.
  Zusätzlich verringert das Stresshormon Cortisol die Bildung von für die Tight Junction notwendigen Proteine (Eiweiße).
  Auch körperlicher Stress beispielsweise durch Hochleistungssport bewirkt ein Leaky Gut.
- Ein hoher Blutzuckerspiegel begünstigt ebenfalls ein Leaky Gut.

> • Klarspülerreste auf sauberem Geschirr, das in gewerblichen Geschirr-spülmaschinen, bei denen anders als im privaten Haushalt die Klar-spülerkonzentration viel höher ist, gereinigt wurde; allerdings sind diese Daten bisher nur unter Laborbedingungen nachgewiesen worden.

Warum ist ein Leaky Gut so gefährlich für Gesundheit?
Viele verschiedene Erkrankungen stehen mit einem Leaky Gut in Zusammenhang:

- Nahrungsmittelallergien und -intoleranzen,
- chronisch-entzündliche Darmerkrankungen,
- das Reizdarmsyndrom,
- Glutensensitivität,
- Autoimmunerkrankungen wie Zöliakie, Typ-1-Diabetes, multiple Sklerose und rheumatoide Arthritis,
- Depressionen,
- Morbus Parkinson,
- Autismus und
- Tumorerkrankungen.

Das Time Magazine titelte bereits 2004 „Silent Killer – the surprising link between inflammation and heart attacks, cancer, Alzheimer's and other diseases", auf Deutsch: „der überraschende Zusammenhang von Silent Inflammation mit Herzinfarkt, Krebs, Alzheimer und anderen Erkrankungen". Hier ist die Hauptursache benannt: die Stille Entzündung oder Silent Inflammation, die eine direkte Folge eines Leaky Gut ist. 2022 ist die erste Studie, die das Vorhandensein eines Leaky Gut bei chronischen Blasenentzündungen untersucht hat, veröffentlicht worden. In dieser schon im Vorwort erwähnten Pilotstudie fand sich bei 88 % der Frauen mit chronischen Blasenentzündungen ein Leaky Gut, obwohl „nur" 68 % der Frauen gleichzeitig Magen-Darm-Beschwerden hatten. Zugegebenermaßen war die Anzahl der Probandinnen mit 16 allerdings sehr klein. Dennoch kann ich selbst aus meiner eigenen täglichen Erfahrung diese Beobachtung bestätigen. Ein Leaky Gut auch ohne Darmsymptome ist viel häufiger als man ahnt.

Wie entwickelt sich die Silent Inflammation?

Sterben Gram-negative Bakterien im Darm ab, werden die in der Zellwand enthaltenen Lipopolysaccharide (LPS) frei und gelangen auch in die Blutbahn. Normalerweise zirkulieren im Blut nur sehr geringe LPS-Mengen, die das zentrale Abbauorgan Leber problemlos entgiften kann. Liegt aber eine Dysbiose mit vielen Gram-negativen Bakterien vor und besteht gleichzeitig ein Leaky Gut, gelangt viel LPS in die Blutbahn. Wissenschaftler sprechen dann von einer metabolischen Endotoxinämie; dafür reicht bereits eine zwei- bis drei-fache Erhöhung an LPS aus. Das überlastet die Abbaukapazität der Leber und setzt im ganzen Körper entzündungsfördernde Botenstoffe – sogenannte pro-inflammatorische Zytokine wie Tumornekrosefaktor TNF-α und Interleukin(IL)-8 – aus den Immunzellen frei. Durch ein Leaky Gut können aber auch andere körperfremde Eiweiße und Gifte – wie beispielsweise die Stoffwechselprodukte Ammoniak, Schwefelwasserstoff, Phenol und p-Kresol – in die Blutbahn gelangen und die Ausschüttung entzündungsfördernder Zytokine bewirken. Das Stoffwechselprodukt Ammoniak belastet in großen Mengen auch die Leber, die Ammoniak zu Harnstoff umbauen muss, um ihn zu entgiften.

Die entzündungsfördernden Zytokine haben diverse negativen Auswirkungen auf die Gesundheit: So kommt es zu einer Aktivierung des Enzyms IDO (Indolamin-2,3-Dioxygenase), das den Stoffwechsel der Aminosäure L-Tryptophan regelt. Bei zu viel IDO-Aktivität wird L-Tryptophan nicht zum Glückshormons Serotonin umgewandelt, sondern zur Aminosäure Kynurenin. Kynurenin fährt die T-Lymphozyten-vermittelte Immunantwort herunter und hat somit einen immunsuppressiven Effekt. Darüber wird die Schlagkraft des Immunsystems in Mitleidenschaft gezogen; Infektionen und auch Blasenentzündungen können häufiger auftreten. Fehlt Serotonin sind oft auch Schlafstörungen die Folge, da Serotonin der Basis-Baustein des Schlafhormons Melatonin ist. Darüber hinaus ist Kynurenin neurotoxisch – schädigt also das Nervensystem – und macht depressiv.

Zytokine inaktivieren aber auch die Insulinrezeptoren an Muskel-, Fett und Leberzellen und können so eine Insulinresistenz und in der Folge einen Typ-2-Diabetes verursachen. Denn, wenn die Zellen nicht mehr auf das im Blut zirkulierende Insulin reagieren, steigt der Blutzuckerspiegel an und die Bauchspeicheldrüse schüttet vermehrt Insulin aus. Auf Dauer erschöpft das die Insulin-produzierenden Zellen der Bauchspeicheldrüse, der Blutzuckerspiegel steigt dauerhaft an und es entsteht ein Insulin-pflichtiger Diabetes. Damit ist durch eine Silent Inflammation der Weg in einen Diabetes mellitus vorprogrammiert.

Außerdem fördert eine Silent Inflammation die Entstehung von Fettleibigkeit (Adipositas) und einer nichtalkoholischen Fettleber (NAFDL), zwei Erkrankungen, die in der westlichen Welt stark zunehmen. Die Lipopolysaccharide (LPS) begünstigen dabei die Entstehung der entzündlichen Form der nicht-alkoholischen Fettleber, die eine Leberzirrhose bis hin zum Leberkrebs nach sich ziehen kann. Durch den hohen Blutzuckerspiegel nimmt die Leber viel Zucker auf und wandelt ihn in Fett um. Zunächst gibt sie das Fett in das Blut ab, das Fettgewebe wächst. Später sorgen die entzündungsfördernden Botenstoffe dafür, dass die Leber das Fett selbst einlagert und sich zur Fettleber entwickelt.

Eine Silent Inflammation kann durch Bestimmung des „hochsensitiven CRP" (hsCRP) im Serum erfolgen, das lange Zeit nur als Marker für Herzkreislauferkrankungen galt. Dieses hsCRP ist nicht zu verwechseln mit dem C-reaktiven Protein (CRP), das bei akuten bakteriellen oder auch viralen Entzündungen erhöht ist. Das hsCRP wird mittels empfindlicher Messmethoden auch noch in sehr viel geringeren Konzentrationen als das normale CRP bestimmt. Ab 1,0 mg/l liegt bereits eine Silent Inflammation vor, manche Labore setzen den Grenzwert (Cut-off-Wert) niedriger an und sehen den Cut-off-Wert bereits bei 0,56 mg/l. Die hsCRP-Bestimmung kann grundsätzlich in jedem Labor erfolgen. Manche Labore nennen den Marker „ultrasensitives CRP".

Darm

Außer der Nahrungsverwertung hat der Darm eine wichtige Schutzfunktion als Grenzwall zwischen Innen- und Außenwelt und als Immunorgan. Darmbakterien spielen eine große Rolle: sie unterstützen die Verdauung, produzieren wichtige Nährstoffe wie Biotin, Vitamin K sowie kurzkettige Fettsäuren und bekämpfen potenzielle Krankheitserreger. Unterschwellige Entzündungen (Silent Inflammation) und eine löchrige Darmbarriere (Leaky Gut) sind wesentlich an der Entstehung unterschiedlichster Erkrankungen beteiligt, da sie das Gleichgewicht im Darm ins Wanken bringen.

4

Wie ich meinen Darm wieder aufbauen kann

Zunächst ein Wort vorweg: Wenn Sie erwarten, dass Sie in diesem Kapitel ein Patentrezept zum Darmaufbau erhalten, so muss ich Sie enttäuschen. Warum? So unterschiedlich wie wir alle als Individuen sind, so unterschiedlich ist auch unser Darmmikrobiom. Vorausgegangene Antibiotikabehandlungen, unser individueller Ernährungsstil, Stress, Nikotinkonsum, übermäßiger Alkoholgenuss, Einnahme von Medikamenten wie beispielsweise Schmerzmittel oder die schon erwähnten Protonenpumpenhemmer, die alles andere sind als ein „Magenschutz", das alles hat einen schädigenden Einfluss auf unser Darmmikrobiom.

Sicher gibt es Grundstrategien nach dem Motto „Häufiges ist häufig". Ob Sie aber auch tatsächlich alles, was ich im Folgenden empfehle, wirklich brauchen, kann nur eine spezielle Stuhlanalyse oder teilweise auch eine Blutuntersuchung (Zonulin, I-FABP, kurzkettige Fettsäuren) klären.

Bei der Stuhlanalyse gilt es einige Fallstricke zu beachten. Labore werben inzwischen mit modernsten und teuren Mikrobiomanalysen. Zum momentanen Zeitpunkt können Sie sich dieses Geld sparen, da es bisher noch keine Datenbanken über die Mikrobiomzusammensetzung gibt, die Sie benötigen, um gesund zu sein oder zu bleiben. Die Rolle der meisten in der modernen Gensequenzierung mittels RNA nachgewiesenen Bakterien ist bisher noch weitgehend unklar. Welche sollte man haben, welche nicht, wie kann man sie füttern oder „aushungern". Alles Fragen, die derzeit die Forschung noch nicht beantworten kann. Außerdem sind die Mikrobiomanalysen derzeit noch gar nicht standardisiert, d. h. bei Analyse einer identischen Stuhlprobe kommen Labore zu unterschiedlichen Analyseergebnissen. Auf der anderen Seite sehe ich aber auch oft Stuhlanalysen, die ausschließlich Bakterien, die in der Kultur wachsen, untersuchen, wie dies in der Vergangenheit der Fall war. Dies halte ich für zu wenig. Denn in den letzten zehn Jahren sind mehr und mehr Bakterien, die eine Schlüsselrolle für die Darmgesundkeit und das Immunsystem spielen, mittels molekulargenetischer PCR-Technik nachweisbar. Dazu zählen die schon in Kap. 3 ausführlich beschriebenen Keime Akkermansia muciniphila (A. muciniphila) und Faecalibacterium prausnitzii (F. prausnitzii). Am Fehlen oder Vorhandensein dieser beiden Keime kann man erkennen, ob man das Richtige isst.

Wie sieht nun die ideale Stuhlanalyse derzeit aus? Sie sollte zumindest Folgendes beinhalten:

- Laktobazillen und Bifidobakterien,
- nichtpathogene E.coli und Enterococcus faecalis,
- A. muciniphila und F. prausnitzii,
- Proteolyten (Fäulnisbakterien),
- Zonulin -alternativ Bestimmung von Zonulin und / oder I-FABP im Blut,
- Kurzkettige Fettsäuren (Buttersäure, Propionsäure, Essigsäure) -alternativ deren Bestimmung im Blut

4.1 Laktobazillen und Bifidobakterien auffüllen mit Probiotika

Was genau sind Probiotika? Probiotisch heißt eigentlich übersetzt „für das Leben". Man versteht darunter lebende Mikroorganismen, die in angemessenen Mengen verabreicht, dem Wirt einen gesundheitlichen Nutzen bringen. Probiotika – hauptsächlich Laktobazillen – wurden bereits in den 1970er Jahren als Futterzusatz für Tiere genutzt. Erst 1989 prägte der Engländer Roy Fuller den heute als Probiotikum verwendeten Begriff. Aber die Geschichte mit den Laktobazillen begann schon früher. Der russische Biologe und Nobelpreisträger Ilja Metschnikow (1845–1916) interessierte sich sehr für Laktobazillen. Laktobazillen waren erstmals Ende des 19. Jahrhunderts von Louis Pasteur im Rahmen der Weingärung entdeckt worden. Im Jahr 1905 entdeckte der bulgarische Forscher Stamen Grigorow das sogenannte „Bacillus bulgaricus", das als Milchsäurebakterium für die Umwandlung von Milch in Joghurt verantwortlich ist. Metchnikoff erfuhr von dessen Forschungen. 1908 veröffentlichte er seine Ideen zur Gesundheit der bulgarischen Landbevölkerung. Er erklärte die hohe Lebenserwartung der dortigen Bauern durch den täglichen Verzehr von Joghurts. Probiotika können einen Mangel an Bakterien wieder ausgleichen. Die bekanntesten Bakterienstämme in probiotischen Nahrungsergänzungsmitteln sind Laktobazillen, Bifidobakterien, Bacillus subtilis oder Hefen.

4.1.1 Probiotische Nahrungsergänzungsmittel: Was ist zu beachten

In Apotheken, Reformhäusern und im Internet gibt es ein Überangebot an Probiotika in gefriergetrockneter Form. Nur Produkte mit Sporenbakterien wie Bacillusarten, die ohnehin erst im Darm aktiv werden, sind nicht gefriergetrocknet. Die einzelnen Produkte unterscheiden sich sehr in der Anzahl der beigemischten Bakterienstämme. Ob eine Vielzahl unterschiedlicher Bakterien tatsächlich besser ist als „nur" ein oder zwei Stämme ist fraglich. Untersuchungen ergaben, dass viel nicht unbedingt viel hilft. Wenn also ein Produkt zu viele verschiedene Stämme enthält, besteht die Gefahr, dass die einzelnen Stämme „um Futter zum Überleben" konkurrieren und sich so die Nahrung gegenseitig wegnehmen, sodass letztendlich viel zu wenig Bakterien übrigbleiben, um die Darmmikrobiota positiv zu beeinflussen. Die gesamte Keimzahl in den meisten Produkten liegt zwischen 1 und 10 Mrd. (10^9 bzw. 10^{10}) KBE[1].

Der bekannteste Milchsäurebakterienstamm, den fast alle Nahrungsergänzungsmittel enthalten, ist Lactobacillus acidophilus (L. acidophilus). Dieser Stamm ist am besten erforscht. L. acidophilus hat die Eigenschaft Wasserstoffperoxid (H_2O_2) zu bilden, was eine zusätzliche keimtötende Wirkung hat. L. acidophilus, aber auch der Keim L. rhamnosus GG können zudem die Tight Junctions schützen. Meist enthalten die Produkte auch Bifidobakterien. Diese Nahrungsergänzungsmittel gibt es als Kapseln oder in Pulverform. Viele Kritiker vertreten die Ansicht, dass die darin enthaltenen Bakterienstämme – inbesondere in der Pulverform – die Magenpassage nicht überstehen und den Dünn- bzw. Dickdarm gar nicht erreichen, da sie von der Magensäure und von den Gallensäuren zerstört werden. Dieses Problem haben sporenbildende Bakterien wie beispielsweise Bacillus subtilis nicht, da deren Sporen resistent gegen chemische Einwirkungen sind und die Magensäure unbeschadet überleben. Was machen die Probiotika überhaupt, wenn sie denn den Darm erreichen? Man geht davon aus, dass die in den Probiotika enthaltenen Bakterien sich nicht dauerhaft im Darm ansiedeln, sondern durch Bildung von keimdesinfizierenden Bakteriozinen das gestörte Darmmilieu verändern, die vorhandenen Bakterien unterstützen und so das Darmmikrobiom wieder „auf Vordermann bringen". Anschließend werden sie wieder ausgeschieden. Stuhlanalysenkontrollen zeigen unter einer Gabe von laktobazillen- und/oder bifidobakterienhaltigen Nahrungsergänzungsmitteln sehrwohl eine Veränderung der Keimanzahl zum Positiven. Das bestätigt auch eine aktuelle Auswertung von 26 Studienergebnissen mit Probiotika. Leider sind die Studienprotokolle und die Zusammensetzungen der untersuchten Probiotikamischungen sehr unterschiedlich. Dennoch besserten sich in den meisten Studien Marker für Leaky Gut, Entzündungswerte und Dysbiose.

---

[1] Koloniebildende Einheiten.

4.1.2 Probiotische Lebensmittel

Wer es „natürlicher" will, greift auf probiotische, also fermentierte, Lebensmittel zurück. Die Fermentation ist eine der ältesten Methoden, um Lebensmittel haltbar zu machen. Was genau ist Fermentation? Fermentation stammt vom lateinischen Wort fermentum, was Gärung bedeutet. Bei der Fermentation wandeln Mikroorganismen wie Bakterien oder Pilze Zucker in Säure wie beispielsweise Milch- und Essigsäure oder Alkohol oder keimabtötende Bakteriozine um. Auf diese Weise wird ein Verderben der Lebensmittel durch krankheitsverursachende Bakterien verhindert. Es gibt zwei Arten von Fermentation. Von einer wilden Fermentation spricht man, wenn die für die Fermentation nötigen Bakterien bereits auf dem Lebensmittel sind wie beispielsweise bei Sauerkraut oder Kimchi. Die zweite Art der Fermentation funktioniert mit einer Starterkultur aus Mikroorganismen. Kombucha und Kefir sind Beispiele dafür, aber auch Joghurts werden oft noch zusätzliche Bakterien zugefügt. Milch von Kamelen, Schafen und Ziegen wurde bereits schon 10000 v. Chr. fermentiert, was durch das subtropische Klima vermutlich eher spontan als gewollt passierte. Es gibt Hinweise darauf, dass auch die Babylonier vor über 7000 Jahren bereits fermentierten. Sauerkraut ist bereits seit 400 v. Chr. bekannt. Die Menschen legten während des Sommers und Herbstes geerntetes Gemüse in Salzlake ein und ließen es für Tage und Wochen ruhen. Fermentierte Lebensmittel enthalten durchschnittlich zwischen 100000 und 10 Millionen (10^5 bis 10^7) KBE Milchsäurebakterien pro Gramm oder Milliliter. Fermentierte Milchprodukte enthalten noch höhere Mengen. Laut europäischer Verordnung muß der Milchsäurebakterienanteil von Joghurts bei 100 Millionen (10^8) KBE pro Milliliter oder Gramm liegen. Dies ist also ein Vielfaches mehr an Bakterien als in probiotischen Nahrungsergänzungsmitteln. Außerdem liegen sie sozusagen bereits „lebendig" vor.

Was für positive Auswirkungen fermentierte Lebensmittel haben, hat eine wissenschaftliche Untersuchung der Stanford Universität aus 2021 sehr deutlich gezeigt, die in der renommierten wissenschaftlichen

Zeitschrift „Cell" veröffentlicht wurde. Gesunde Probanden wurden in zwei Gruppen aufgeteilt:

- Die eine Gruppe (18 Probanden) sollte eine ballaststoffreiche Diät mit Gemüse, Hülsenfrüchten, Obst, Nüssen, Vollkorn, Fleisch und Milchprodukten einhalten, wobei die Ballaststoffmenge mindestens 40 g pro Tag betragen sollte.
- Die andere Gruppe (18 Probanden) sollte sechs Portionen Fermentiertes pro Tag zu sich nehmen. Eine Portion wurde bei Kombucha, Joghurt, Kefir, Kwas und Buttermilch als 6 oz. (ca. 177 ml) definiert, bei fermentiertem Gemüse wie z. B. Kimchi und Sauerkraut als ¼ cup (ca. 38 g).

Die Studie umfasste einen Zeitraum von 10 Wochen, wobei in den ersten vier Wochen die Menge an Ballaststoffen bzw. Fermentiertem langsam gesteigert werden sollte, um Gasbildung im Darm und Blähungen zu minimieren. Interessanterweise fanden sich nach den 10 Wochen nur in der Gruppe, die fermentierte Ernährung zu sich genommen hatte, in der Darmmikrobiotaanalyse neue Bakterienarten, die allerdings nicht den Bakterien, die in den jeweiligen gegessenen Lebensmitteln enthalten waren, entsprachen. Eine mögliche Erklärung dafür ist, dass die Bakterien zuvor schon im Darm vorhanden waren, aber aufgrund einer zu geringen Anzahl in der Genanalyse nicht erfasst wurden. Sie erinnern sich an das Kap. 3: diese Artenvielfalt von Bakterien im Darm, Diversität genannt, ist inzwischen wissenschaftlich anerkannt als Ausdruck für ein besonders stabiles Ökosystem Darm. In der bereits im Vorwort und in Kap. 3 erwähnten Studie zu chronischen Blasenentzündungen fand sich in der Gruppe der Frauen mit den Blasenentzündungen auch eine zu geringe Bakterienartenvielfalt. Interessant war in der aktuellen Studie, dass es keine Rolle spielte, ob mehr fermentierte Milchprodukte oder mehr fermentiertes Gemüse verzehrt wurde.

Zusätzlich zu den neuen Bakterienarten im Darmmikrobiom fanden sich weitere positive Veränderungen in der Gruppe mit fermentierter Ernährung. 19 der 93 untersuchten entzündungsfördernden Botenstoffe des Immunsystems, der sogenannten proinflammatorischen Zytokine, wie beispielsweise Interleukin IL-6, IL-10 und IL-12b waren rückläufig.

Außerdem kam es zu einer Herunterregulation der Signalwege in T-und B-Lymphozyten sowie Monozyten (einer Untergruppe von weißen Blutkörperchen) als Ausdruck einer antientzündlichen Immunreaktion.

In der Ballaststoffgruppe gab es diese Veränderungen nicht. Selbst der zu erwartende Anstieg von Buttersäure im Darm fand sich nur bei einem Teil der Gruppe. Nur in dieser Gruppe kam es auch zu einer zusätzlichen Abnahme von B-Lymphozyten, was als positiv zu bewerten ist. Denn von B-Lymphozyten ist bekannt, dass sie Krankheiten wie multiple Sklerose, Typ-1-Diabetes und Rheuma auszulösen können. Antikörper gegen B-Lymphozyten werden heute in der Medizin bereits therapeutisch eingesetzt, was den Stellenwert der Abnahme der B-Lymphozyten unterstreicht. Offensichtlich fehlten der Ballaststoffgruppe im Darmmikrobiom die für die Fermentation der Ballaststoffe nötigen Bakterien, da sich im Stuhl der Betroffenen nicht abgebaute pflanzenbasierte Kohlenhydrate fanden. Möglicherweise war auch der Studienzeitraum zu kurz, um eindeutige Vorteile der ballaststoffreichen Ernährung festzustellen.

Die Autoren der Studie aus der Stanford-Universität schlussfolgern, dass es interessant wäre, eine Kombination von fermentierten Lebensmitteln und Ballaststoffen zu untersuchen. Ein Nachteil soll jedoch nicht verschwiegen werden: anfänglich berichteten die Probanden aus der Gruppe mit fermentierter Ernährung erwartungsgemäß über Blähungen.

Da fermentierte Lebensmittel offensichtlich wichtig für unser Immunsystem – und somit unsere Gesundheit grundsätzlich – sind, möchte ich für das Fermentieren eine Lanze brechen. Was unsere Vorfahren konnten, das können wir auch. Sicher muss man sich am Anfang zunächst Zeit dafür nehmen, um „den richtigen Dreh herauszubekommen". Aber es gibt im Internet viele Anleitungen zum richtigen Fermentieren. Es gibt Starterkulturen, Fermentationsgläser und entsprechendes Zubehör zu kaufen. Dann kann es losgehen. Aber auch wenn Sie nicht selber Fermentieren möchten oder Ihnen einfach die Zeit dazu fehlt, so bieten Bioläden oder Startups im Internet eine immer mehr werdende Auswahl von fermentierten Gemüsen an – und fermentierte Milchprodukte oder vegane Joghurts mit Milchsäurebakterien gibt es in jedem Supermarkt zu kaufen. Damit Sie eine Idee bekommen, was alles fermentierte, probiotische Lebensmittel sind, habe ich die wichtigsten hier aufgeführt.

Sauerkraut

Das bekannteste probiotische Lebensmittel der Deutschen ist der schon erwähnte fermentierte Weißkohl. Was aber meist nicht bekannt ist, ist die Tatsache, dass die darin enthaltenen Milchsäurebakterien nur erhalten bleiben, wenn das Sauerkraut nicht erhitzt wird. Ab etwa 50 °C sterben die Mikroorganismen ab. Wer Sauerkraut nicht selbst machen möchte und den Fehler macht pasteurisiertes, also erhitztes, Sauerkraut zu kaufen, erwirbt quasi ein „totes" Sauerkraut, dem die positiven gesundheitlichen Eigenschaften fehlen.

Joghurt

Das Wort stammt aus dem Türkischen und heisst „gegorene Milch". Wann und von wem Joghurt als erstes hergestellt wurde ist allerdings unklar. Nomadische Völker Zentralasiens gelten als „Erfinder des Joghurts". Joghurt war bereits im 5. Jahrhundert in China und im 7. Jahrhundert auf dem Balkan bekannt. Ein Argument, dass Joghurt für unseren Darm nicht sinnvoll sei, da darin überwiegend aus der Käsereiwirtschaft stammende Laktobazillenstämme enthalten seien, muss nach dem Ergebnis der Studie aus „Cell" eher bezweifelt werden abgesehen davon, dass es inzwischen auch Joghurts mit L. acidophilus zu kaufen gibt. Unter ernährungsphysiologischen Gesichtspunkten ist nur Naturjoghurt geeignet, da der Zuckergehalt in Fruchtjoghurts viel zu hoch ist und dadurch Fruchtjoghurt nicht förderlich für die Gesundheit ist.

Heumilchjoghurt ist der hochwertigste Joghurt, da die Tiere grasgefüttert sind. Die Milch stammt nicht von Tieren, die mit Getreide oder Kraftfutter gefüttert werden, sodass der Gehalt an entzündungsfördernden Omega-6-Fettsäuren niedrig ist. Zur zweitbesten Joghurtkategorie gehört Weidejoghurt. Die Tiere sind überwiegend im Freien, werden aber auch zugefüttert. Ziegen- und Schafmilchprodukte werden bei einer Milcheiweißunverträglichkeit häufig besser vertragen als Kuhmilchprodukte.

Kefir

Kefir ist ein Milchprodukt, was mit einer hefehaltigen Kefirknolle fermentiert wird. So entsteht ein leicht herb schmeckendes Milchprodukt, was neben den probiotischen Kulturen auch Milchsäure, Kohlensäure und Hefe enthält. Kefir stammt ursprünglich aus dem Kaukasus.

Skyr

Skyr ist ein isländisches Milchprodukt, genaugenommen ein Frischkäse. Grundlage ist Magermilch, die mit Bakterienkulturen versetzt wird. Die Milch flockt aus und eine joghurtähnliche Masse entsteht. Diese wird von der Molke getrennt. Skyr schmeckt wie eine Mischung aus Joghurt und Quark. Skyr ist fettarm und sehr eiweißreich.

Buttermilch

Bei der Herstellung von Butter aus Rahm bleibt Milchflüssigkeit übrig. Durch die Zugabe von Milchsäurebakterienkulturen wird daraus die säuerlich schmeckende Buttermilch. Buttermilch enthält einen sehr geringen Fettanteil von 1 % und ist somit sehr kalorienarm.

Kombucha

Kombucha ist ein fermentiertes Teegetränk und stammt aus der traditionellen asiatischen Naturmedizin. Kombucha entsteht aus einem Mix aus Kräutertee oder schwarzem Tee, Zucker und einem speziellen Kombuchapilz. Während der Gärung wird der Zucker in Milchsäure, Kohlensäure und Essigsäure umgewandelt. Beim Kauf sollten Sie allerdings darauf achten, dass Kombucha im Kühlregal steht. Ein erhitzter Kombucha ist ähnlich nutzlos wie erhitztes Sauerkraut.

Saure Gurken

Beim Kauf von sauren Gurken ist darauf zu achten, dass sie mit traditioneller Milchsäuregärung hergestellt wurden und nicht nur mit Essigsäure konserviert sind.

Miso

Die japanische Gewürzpaste besteht aus fermentierten Sojabohnen, Salz und Reis, Gerste oder anderem Getreide oder Pseudogetreide. Zur Gärung werden Schimmelpilze verwendet. Abhängig von den verwendeten Rohstoffen und der Fermentationszeit erhält das fertige Miso eine helle bis dunkelbraune Farbe. Miso enthält viele probiotische Milchsäurebakterien. Miso sollte, wie jedes probiotische Lebensmittel, nicht erhitzt werden. Für die warme Misosuppe sollte die Misopaste erst kurz vor dem Servieren beigefügt werden. Ähnlich wie bei Kombucha sollten Sie auch hier beim Kauf darauf achten, dass das Produkt nicht pasteurisiert ist.

Kimchi

Kimchi ist das koreanische Nationalgericht. Es wird traditionell aus Chinakohl und Rettich in Salzlake durch Fermentation zubereitet. Kimchi ist in Korea das, was in Deutschland das Sauerkraut ist. Kimchi wird in Korea zu jeder Tageszeit und zu jeder Mahlzeit kalt gegessen.

Weitere fermentierte Produkte

Es gibt eine Vielzahl weiterer fermentierter Lebensmittel. Wichtig ist darauf zu achten, was auf den Verpackungen deklariert ist. Die Produkte sollten Milchsäurebakterien enthalten und nicht pasteurisiert sein. Und natürlich dürfen sie nicht erhitzt werden, da sonst die Bakterien absterben. Von den Käsesorten sind in der Regel Hüttenkäse, Cheddar, Emmentaler, Parmesan (am besten Parmigiano Reggiano, da hier nur Rohmilch von grasgefütterten Kühen im Gegensatz zum Grana Padano, wo die Kühe auch Nutztierfutter bekommen, verwendet wird), Le Gruyere und Mozzarella fermentiert. Das indische Lassi und der türkische Ayran sind ebenfalls fermentiert. Dasselbe gilt für alle pflanzenbasierten Joghurt- oder Quarkalternativen aus Kokos, Hafer, Mandeln oder Soja. Darüberhinaus gibt es noch eine Vielzahl von fermentierten Lebensmittel, wie beispielsweise Apfelessig (sofern nicht erhitzt), Oliven, Camembert aus fermentiertem Blumenkohl, Natto (ein traditionelles japanisches Lebensmittel aus Sojabohnen, was durch Einwirkung eines Bacillus subtilis-Stammes fermentiert wird) oder Sojasauce. Achten Sie einfach auf Hinweise wie „mit Bakterienkulturen versetzt" oder „unpasteurisiert". Alle Hersteller von nicht pasteurisierten Produkten vermerken dies in der Regel auf der Verpackung. Fermentierte Lebensmittel haben noch einen weiteren Vorteil. Durch die Fermentation werden auch schädliche Inhaltsstoffe in gut verdauliche Bestandteile umgewandelt. Dies gilt für die in allen Pflanzen enthaltenen sogenannten Antinährstoffe die man als Überbegriff Lektine nennt. Mehr dazu in Kap. 7.

4.1.3 Effektive Mikroorganismen

Es gibt kommerzielle Flüssigfermente aus verschiedenen, universell vorkommenden aeroben und anaeroben Bakterienkulturen aus der Lebensmittelindustrie. Aerobe Bakterien benötigen Sauerstoff zum Wachstum, anaerobe Bakterien können nur bei Sauerstoffmangel gedeihen. Durch einen speziellen Fermentations- und Kultivierungsprozess ist es möglich, dass beide Bakteriengruppen sich vermehren. Durch diesen gegenseitigen Anpassungsprozess entsteht eine Art Ökosystem, das in der Lage ist, im Menschen individuell zu erkennen, welche guten Bakterien fehlen und welche unerwünschten Bakterienstämme zu reduzieren sind. Früchte, Nüsse, Gemüse und Kräuter werden mit Milchsäurebakterien versehen. Der Vorteil der Fermentlösungen ist, dass die Inhaltsstoffe nicht durch Gefriertrocknung vermindert werden, sondern lebendig sind. Außerdem entstehen durch die Fermentation der in diesen Produkten enthaltenen Pflanzenextrakte wichtige Nährstoffe, die zusätzlich als Präbiotikum (dazu gleich mehr in diesem Kapitel) günstig auf die Darmmikrobiota wirken. Der japanische Professor Teruo Higa war der erste, der vor etwa 30 Jahren eine besondere Mischung von Bakterien für eine nachhaltigere und natürliche Landwirtschaft einsetzte. Diese Bakterienmischungen nannte er **Effektive Mikroorganismen** (EM). Der Begriff Effektive Mikroorganismen ist allerdings nicht geschützt. Effektive Mikroorganismen werden heute nicht nur als Nahrungsergänzungsmittel für Menschen, sondern auch in Haushaltsreinigungsmitteln oder für Garten oder Landwirtschaft und in der Tiernahrung eingesetzt. Die Keimzahlen der einzelnen Produkte liegen pro Tagesdosis zwischen 1 und 2,5 Mrd. (10^9) KBE. Manchmal findet man auf den Flaschen statt KBE die englische Bezeichnung CFU, colony forming unit. Allerdings machen nicht alle Hersteller Angaben zu ihrem Produkt.

Leider gibt es bisher keine Vergleichsstudien zwischen probiotischen Nahrungsergänzungsmitteln, fermentierten Lebensmitteln und Effektiven Mikroorganismen im Hinblick auf deren Wirksamkeit auf das Darmmikrobiom.

Im Zusammenhang mit fermentierten Lebensmitteln möchte ich noch etwas für Leser, die unter einer Histaminunverträglichkeit leiden, ergänzen. Es gibt viele Bücher und Internetseiten, die vom Essen fermentierter Lebensmitteln wegen des Gehalts an Histamin und selbst von Probiotika, die histaminbildende Laktobazillenstämme enthalten können, abraten. Grundsätzlich kommt nur ein kleiner Teil der Histaminmenge in unserem Darm über die Nahrung. Histamin ist ein Entzündungsvermittler; ein Zuviel davon im Darm bedeutet, dass der Darm ein Problem hat und erst recht gute Bakterien vonnöten sind. Aus meiner täglichen Erfahrung kann ich nur feststellen, dass fermentierte Lebensmittel bei Histaminunverträglichkeit sehr gut vertragen werden, wenn man vorsichtig damit beginnt. Ideal zum Einstieg ist dafür beispielsweise Kefir, der eine kurze Fermentationszeit hat, wobei man anfangs auch nicht gleich 200 ml auf einmal trinken sollte. Auch Fermentlösungen sind unproblematisch. Und sollten probiotische Nahrungsergänzungsmittel nicht vertragen werden, ist der Einstieg mit einem Produkt, das nur sporenbildende Bakterien enthält, zu empfehlen.

4.2   E. coli und Enterococcus faecalis-haltige Probiotika bzw. Nahrungsergänzungsmittel

Die immunaktiven nichtpathogenen, also nicht krankmachenden Bakterienstämme E. coli und Enterococcus faecalis sind nicht mit Nahrung aufzunehmen. Ob ein Mangel vorliegt, lässt sich nur mit einer Stuhlanalyse klären. Allerdings differenzieren manche Labore nicht zwischen den „guten" und den pathogenen E. coli, und erfassen E. coli nur als Gram-negative Fäulnisbakterien. Auch der Enterococcus faecalis wird oft nicht isoliert erfasst. Übrigens ist der Enterococcus faecalis nicht zu verwechseln mit dem nahezu namensgleichen, aber völlig unterschiedlichen Enterococcus faecium, der oft in probiotischen Nahrungsergänzungsmittel zu finden ist. Warum ist es sinnvoll immunaktive E. coli und Enterococcus faecalis-Stämme zu bestimmen? Sie sind als lebende Bakterienkonzentrate in den rezeptfreien Arzneimitteln Symbioflor® 1, Symbioflor® 2 und Mutaflor® auf dem Markt. Symbioflor® 1 enthält den Stamm Enterococcus faecalis DSM 16440, Symbioflor® 2 E.coli DSM17252 und Mutaflor® den Stamm E. coli Nissle 1917. Darüberhinaus findet man sie auch in sterilen Zellautolysaten, d. h. die Bakterien sind zuvor bei 120° abgetötet worden, oder zellfreien Fermentationsfiltraten, die als Nahrungsergänzungsmittel erhältlich sind. So sind im Pro-Symbioflor® Immun abgetötete Bakterien der Stämme E.coli DSM17252 und Enterococcus faecalis DSM16440. Colibiogen® oral und Synerga® enthalten als zellfreie Fermentationsfiltrate nur noch Stoffwechselprodukte des E. coli Laves 1931 wie beispielsweise Aminosäuren. Einziger Unterschied zwischen beiden Produkten ist, dass Colibiogen® oral laktosefrei ist, Synerga® hingegen nicht. Wie wirken diese Bakterien? Der nicht pathogene Enterococcus faecalis DSM 16440 kann die Bildung des Schleimhautantikörpers sIgA durch Aktivierung ruhender B-Plasmazellen erhöhen. Und nicht pathogene E. coli oder deren Bestandteile regen die Bildung von Defensinen, also körpereigenen Antibiotika, an (vgl. Kap. 3). Pro-Symbioflor® Immun ist zur Immunmodulation zugelassen. Die anderen genannten Produkte haben jedoch keine Zulassung für Blasenentzündungen (Symbioflor® 1 ist für Atemwegsinfekte zugelassen, Colibiogen® oral bzw. Synerga® und Symbioflor® 2 für das Reizdarmsyndrom, Mutaflor® für Colitis ulcerosa und chronische Obstipation). Dennoch hat sich, selbst wenn keine Stuhlanalyse vorliegt, in Anlehnung an das Modul des Herborner Therapiekonzeptes des Arbeitskreises Mikrobiologische Therapie (AMT) folgendes Therapieschema bewährt:

Therapieschema bei chronischen Blasenentzündungen ohne weitere Immunerkrankungen

- **Monat 1:** Pro-Symbioflor® Immun einschleichend 2× täglich 2 Tropfen, Dosissteigerung tgl. um je 1 Tropfen bis 2× täglich 20 Tropfen
- **Monat 2 und 3:** Symbioflor® 1 2× täglich 30 Tropfen
- **Monat 4 und 5:** Symbioflor® 1 2× täglich 30 Tropfen und Symbioflor® 2 einschleichend 2× täglich 2 Tropfen, Dosissteigerung täglich um je 1 Tropfen bis 2× täglich 20 Tropfen (alternativ zu Symbioflor® 2: Mutaflor® 1.–4.Tag 1 Kapsel täglich und ab 5.Tag 2 Kapseln Mutaflor® täglich)

Therapieschema bei chronischen Blasenentzündungen und Vorliegen weiterer Immunstörungen wie z. B. Pollenallergie, Rheuma, chronischen Atemwegsinfekten, entzündlichen Darmerkrankungen oder anderen Autoimmunerkrankungen

- **Monat 1:** Colibiogen® oral bzw. Synerga® 1 Teelöffel täglich
- **Monat 2:** Pro-Symbioflor® Immun einschleichend 2× täglich 2 Tropfen, Dosissteigerung täglich um je 1 Tropfen bis 2× täglich 20 Tropfen
- **Monat 3 und 4:** Symbioflor® 1 2× täglich 30 Tropfen und Pro-Symbioflor® Immun 1× täglich 20 Tropfen täglich
- **Monat 5 und 6:** Symbioflor® 1 2× täglich 30 Tropfen und Symbioflor® 2 einschleichend 2× täglich 2 Tropfen, Dosissteigerung täglich um je 1 Tropfen bis 2× täglich 20 Tropfen (alternativ zu Symbioflor® 2: Mutaflor® 1.–4.Tag 1 Kapsel täglich und ab 5.Tag 2 Kapseln Mutaflor® täglich)

Eine Anmerkung zum Laktosegehalt von Pro-Symbioflor® Immun und Symbioflor® 1: dieser liegt im unteren Milligrammbereich und ist völlig zu vernachlässigen.

4.3 Präbiotisch essen, um A. muciniphila, F. prausnitzii und Bifidobakterien zu füttern

Präbiotika sind laut Definition der International Scientific Association for Probiotics and Prebiotics (ISAPP) von 2017 selektiv fermentierte Inhaltsstoffe, die spezifische Änderungen in der Zusammensetzung und/oder Aktivität der Mikrobiota bewirken, welche die Gesundheit und das Wohlbefinden des Wirts erhöhen. Was heisst das? Sie müssen drei Kriterien erfüllen:

- Erstens müssen sie resistent sein gegen die Magensäure und die menschlichen Verdauungsenzyme und dürfen also nicht über den Magen-Darmtrakt resorbiert werden. Anders ausgedrückt heißt dies, dass Präbiotika zumindest in Teilen unserer regulären Verdauung im Dünndarm entwischen und somit in den Dickdarm gelangen.

- Zweitens müssen sie von den vorhandenen Darmbakterien im Dickdarm fermentiert werden können.
- Und drittens müssen sie das Wachstum potentiell gesundheitsfördernder Bakterien fördern, was somit zu deren Vermehrung und der Produktion von gesundheitsförderlichen Stoffwechselprodukten wie kurzkettigen Fettsäuren führt.

Präbiotika sind Ballaststoffe pflanzlicher Herkunft. 2022 hat die ISAAP aber auch Polyphenole als präbiotisch wirkend eingestuft und sie zu den Präbiotika gezählt, auch wenn ihre Wirkungsweise sich von der der Ballaststoffe unterscheidet. Polyphenole sind sekundäre Pflanzenstoffe, die unter anderem auch – wie erst neuerdings bekannt – einen positiven Einfluss auf unsere Darmkeime, vor allem auf den Keim A. muciniphila, haben. In vielen Lebensmitteln sind sowohl Ballaststoffe als auch Polyphenole enthalten. Tierische Produkte enthalten grundsätzlich keine Präbiotika.

4.3.1 Ballaststoffreich essen

Strukturell handelt es sich bei den Ballaststoffen um Polysaccharide oder Oligosaccharide. Polysaccharide sind Vielfachzucker, also langkettige Kohlenhydratketten, die aus mindestens 11 Einfachzuckern bestehen. Oligosaccharide bestehen aus 3 bis 10 Einfachzuckern. Man spricht auch gerne von komplexen Kohlenhydraten im Gegensatz zu den Einfachzuckern Glukose und Fruktose (Monosaccharide genannt) oder dem Haushaltszucker (Saccharose), der ein Zweifachzucker (Disaccharid genannt) ist und aus einem Molekül Glukose und einem Molekül Fruktose besteht. Mono- und Disaccharide werden schnell im Dünndarm verdaut mit der Folge eines raschen und unvorteilhaften Blutzuckeranstiegs, was bei den komplexen Kohlenhydraten nicht der Fall ist.

Die Keime A. muciniphila und F. prausnitzii gelten als die wichtigsten Player für Gesundheit und lieben beide Präbiotika, die für sie eine Art Dünger sind. Beide Keime sind derzeit bei uns nicht als Supplemente zu kaufen. In den USA gibt es bereits Akkermansia

muciniphila-haltige Probiotika. So bleibt uns also   nichts anderes
übrig als präbiotisch zu essen um diese Keime gut zu füttern. Zur
Erinnerung: A. muciniphila erneuert kontinuierlich die Mukusschicht
des Darms, F. prausnitzii ist Hauptproduzent von Buttersäure. Buttersäure gilt derzeit als die wichtigste kurzkettige Fettsäure für Gesundheit.
Das bedeutet: Wer sich ballaststoffreich ernährt, hat mehr Butter-
säurebildner im Darm. Ob A. muciniphila selbst auch Polysaccharide
abbauen kann, ist bisher unklar. Das Wachstum von A. muciniphila
wird aber auch durch Bifidobakterien und Laktobazillen positiv beein-
flusst. Diese beiden Bakteriensorten lieben ebenfalls Präbiotika, da
auch sie von Haus aus Kohlenhydrate abbauen. Bifidobakterien
können zwar keine Buttersäure bilden, aber sie können aufgrund ihrer
Enzyme Polysaccharide zu Oligosacchariden oder Essigsäure abbauen.
Im zweiten Schritt können diese Substanzen dann von buttersäurebildenden Bakterien verwertet werden. Dieses Hand-in-Hand-Arbeiten
nennt man Cross-Feeding. Am Ende zählt, wieviel Buttersäure gebildet
wird, egal von welchen Bakterien. Werden mit der Nahrung zu wenige
Präbiotika gegessen, konnte in einer Studie gezeigt werden, dass sich
ein bestimmter Bacteroidesstamm vermehrt, der in der Lage ist den
Schleim, der ja auch ein Kohlenhydrat ist, abzubauen um daraus
kurzkettige Fettsäuren zu machen mit der Konsequenz, dass die
wichtige Darmschleimhautbarriere dünner wird.

Präbiotika haben – obwohl Kohlenhydrate – wie schon erwähnt
einen niedrigen glykämischen Index, lassen also den Blutzuckerspiegel
kaum ansteigen und eignen sich auch zur Therapie von Typ-2- Diabetes
sowie seiner Vorstufe, dem Prädiabetes, auch Insulinresistenz genannt,
Erkrankungen, die immer mehr in der westlichen Welt zunehmen. Aber
Ballaststoffe können auch erhöhte Triglyzerid-und Cholesterinwerte
senken.

Unsere Vorfahren haben um die 100 g Ballaststoffe täglich gegessen.
Menschen aus nichtindustrialisierten Ländern erreichen auch heute
noch bis zu 50 g pro Tag, während unsere westliche Ernährungsweise
(„Western Diet" genannt) nur 12–18 g pro Tag beinhaltet. Stattdessen
ist die Zufuhr an Proteinen und Fetten, vor allem gesättigten, in der
westlichen Ernährung hoch. Die Empfehlungen von 25–32 g Ballaststoffen täglich für Frauen und 30–35 g für Männer werden bei uns

nicht erreicht. Laut der Nationalen Verzehrsstudie aus 2008 erreichten damals bereits abhängig vom Alter bei den Männern zwischen 66 % (35–64-Jährige)und 75 % (19–24-Jährige) und bei den Frauen sogar 70 % (51–64-Jährige) und 85 % (19–24-Jährige) nicht den Richtwert.

Untersuchungen bei dem Yanomamistamm in Venezuela, den Hadzas in Tansania, Menschen aus Papua-Neuguinea und Burkina-Faso haben im Vergleich zu Menschen aus westlichen Ländern in Folge dessen eine völlig andere Darmbakterienzusammensetzung, höhere kurzkettige Fettsäurekonzentrationen und eine erhöhte Bakteriendiversität, also viel mehr Bakterienstämme insgesamt, was als Garant für Gesundheit gilt, ergeben. Einzig Veganer und Vegetarier in der westlichen Welt erreichen vergleichbare Werte. Wenn Sie jetzt hochmotiviert sind Ihre Ernährung ändern zu wollen, sollten Sie -ähnlich wie bei den probiotischen Lebensmitteln- Ihre Ballaststoffmengen allerdings langsam steigern, um Blähungen, Obstipation oder Bauchbeschwerden bei der Umstellung zu vermeiden. Denn der Abbau der Ballaststoffe führt neben kurzkettigen Fettsäuren auch zur Bildung von Gasen wie Methan, Wasserstoff und Kohlendioxid. Langfristig sind Ballaststoffe auch ideal um einer Obstipation entgegenzuwirken, da sie durch Zunahme des Stuhlvolumens für eine verbesserte Darmperistaltik sorgen.

Jetzt wollen Sie sicher wissen, welche Ballaststoffe am idealsten für Gesundheit sind. Die meisten Studiendaten sind in vitro-Daten aus dem Labor oder Tierstudien. Beim Menschen gibt es aktuell noch viel zu wenige Studien, die überdies auch zu teilweise widersprüchlichen Ergebnissen kommen. Da Präbiotika aber einen immensen Einfluss auf Gesundheit und Prävention von den unterschiedlichsten Krankheiten wie Diabetes bis hin zur Krebsentstehung haben, ist das Interesse der Forschung und auch der Nahrungsmittelindustrie an diesem Thema aktuell sehr groß. Was ist zu den Ballaststoffen bekannt?

Die nicht-verdaulichen Ballaststoffe werden hauptsächlich in 3 Gruppen eingeteilt:

- **Resistente Stärke Typ 1 bis 4**
- **Resistente Oligosaccharide**
- **Nicht-Stärke Polysaccharide**

Resistente Stärke

Nach aktueller Studienlage ist resistente Stärke (RS) für die Butter-
säureproduktion am idealsten. Buttersäure gilt -wie schon mehrfach
erwähnt- als die wichtigste kurzkettige Fettsäure, da sie die Schleimhautbarriere der Darmepithelzellen intakt hält, aber auch gleichzeitig
eine immunregulatorische, antientzündliche Funktion hat. Resistente
Stärke kann von unserem Körper nicht verarbeitet werden, ist also
resistent gegen unsere Verdauungsenzyme im Dünndarm und gelangt
unverdaut in den Dickdarm. Resistente Stärke ist ein Polysaccharid und
besteht aus Amylose und Amylopektin. Grundsätzlich essen Mittel-
europäer im Durchschnitt nur 4 g resistente Stärke pro Tag. Experten
empfehlen mindestens 15–20 g pro Tag. Es gibt vier Arten von
resistenter Stärke, eingeteilt in Typ 1 bis 4 (RS 1-4).

- RS 1 ist physikalisch unzugänglich und unverdaulich in Körnern,
  Samen und Hülsenfrüchten zu finden und kann nur durch Kauen
  oder Mahlen verdaut werden. Sie spielt also keine besondere Rolle als
  Präbiotikum.
- RS2 ist in rohen Kartoffeln, grünen Bananen, Kochbananen, einigen
  Hülsenfrüchten und Maisstärke mit hohem Amylosegehalt.
- RS3 wird gebildet, wenn stärkehaltige Lebensmittel gekocht und
  dann abgekühlt werden. Sie entsteht durch Retrogradation, d. h.
  dass gelöste Stärke nach dem Erhitzen und Auflösen in Wasser
  und anschließendem Abkühlen weniger löslich wird und es auch
  bleibt. Dies gilt für Kartoffeln, Reis, Nudeln, Brot-vor allem Brot-
  krusten- und Cornflakes. Beispielsweise haben Kartoffeln über Nacht
  im Kühlschrank aufbewahrt 2,8-fach mehr Stärke. Lässt man sie
  sogar 48 h im Kühlschrank erhöht sich die Stärke um 63 %. Beim
  Wiedererwärmen bleibt die resistente Stärke erhalten, ja sie kann
  sogar durch Braten oder Rösten noch mehr werden. Für Reis gilt
  Ähnliches: frisch gekochter weißer Reis hatte in einer Studie 0,64 g
  resistente Stärke/100 g, ließ man ihn 10 h bei Raumtemperatur
  stehen, erhöhte sich die resistente Stärke auf 1,30 g/100 g und ließ
  man den Reis 24 h im Kühlschrank und erwärmte ihn nach Zufügen
  von Wasser betrug der Gehalt an resistenter Stärke 1,65 g pro 100 g.
  Durch diese Retrogradation sinkt übrigens auch der Kalorienanteil.

• RS4 ist eine chemisch modifizierte Stärke, um der Verdauung zu widerstehen; dazu zählt beispielsweise resistentes Dextrin.

RS1 bis RS3 findet sich in unserer alltäglichen Ernährung, RS4 entsteht durch chemische Verarbeitung. Nach aktueller Studienlage sind RS2 und RS3 das idealste Futter für unsere Darmbakterien.

Aber RS2 vermag noch mehr. Ein Übersichtsartikel untersuchte vor kurzem den Einfluss von RS2 anhand vorhandener Studien bei Menschen und kam zu der Schlußfolgerung, dass RS2 sowohl Marker für oxidativen Stress (totale antioxidative Kapazität, Malondialdehyd, Superoxiddismutase) als auch für Entzündung (CRP und pro-inflammatorische Zytokine) senken konnte.

Der Gehalt von resistenter Stärke in Lebensmitteln ist in der wissenschaftlichen Literatur schwierig zu finden. Der Grund ist, dass es für resistente Stärke keine standardisierte Meßmethode gibt, so dass teilweise sehr variierende Angaben gefunden werden. In der folgenden Tabelle sind einige Lebensmittel zusammengefasst:

Lebensmittel	Gehalt resistenter Stärke in 100 g
Kartoffelmehl	83,0
Kochbananenmehl	51,5 (35-68)
Haferflocken (ungekocht)	11,3
Bananen (unreif)	8,5
Roggenbrot	4,5
Linsen (gekocht)	3,4 (1,6-9,1)
Cornflakes	3,1
Kichererbsen	2,08
Kidneybohnen	2,0 (1,5-2,6)
Brauner Reis (gekocht)	1,7 (0-3,7)
Vollkornpasta (gekocht)	1,4
Bananen (reif)	1,23
Weißer Reis (Langkorn, gekocht)	1,2 (0-3,7)
Pasta (gekocht)	1,1
Kartoffelprodukte (z.B. Hash Browns, Ofenkartoffeln)	1,07
Eiernudeln	0,88
Brötchen	0,87
Vollkornbrötchen	0,87
Erbsen	0,77
Hummus	0,66

Lebensmittel	Gehalt resistenter Stärke in 100 g
Kalte Kartoffelgerichte (z.b. Kartoffel-salat)	0,63
Warme Kartoffelgerichte (z.b. gekocht, Kartoffelpüree, Chips)	0,59
Porridge (gekocht)	0,17
Grüne Bohnen	0,14
Süßkartoffeln	0,08

Es ist also gar nicht so leicht Mengen von 15–20 g resistenter Stärke pro Tag zu essen. Als Alternative oder als Ergänzung zu den genannten Nahrungsmitteln gibt es auch resistente Stärke als Pulver, das man in Smoothies, Säfte, Getränke oder Joghurt einrühren kann. Dazu gehören Kartoffelmehl aus rohen Kartoffeln oder grünes Kochbananenmehl (jeweils RS2), resistente Stärke Typ 3 (RS3) oder resistentes Dextrin (RS4), wobei die letzten beiden aus Maisstärke sind. Wenig bekannt ist, dass der beliebte Frühstücksporridge im Gegensatz zu den ungekochten Haferflocken kaum noch Ballaststoffe enthält.

Resistente Oligosaccharide

Zu dieser Gruppe gehören Galactooligosaccharide (GOS), also Kohlenhydrate aus 3 bis 10 Milchzuckermolekülen, die hauptsächlich in der Muttermilch vorkommen, aber auch in einigen Hülsenfrüchten und Algen. Bedeutender sind Fructooligosaccharide (FOS), die aus 3 bis 10 Fruktoseeinheiten bestehen. Oft wird zu dieser Gruppe auch Inulin gerechnet, obwohl Inulin als ein langkettiges Kohlenhydratmolekül mit bis zu 100 Fruktoseeinheiten genaugenommen eigentlich ein Polysaccharid ein. FOS und Inulin zählen zu den Fructanen und kommen oft zusammen in Lebensmitteln vor. Inulin wird von Bifidobakterien verstoffwechselt, was im Rahmen des schon erwähnten Cross-Feedings letztendlich auch zur Buttersäurebildung führt. Außerdem gibt es Studien, die nachwiesen, dass Inulin auch das Wachstum von A.muciniphila fördert. Auch der Keim Ruminococcus bromii, der in Stuhlanalysen bestimmt werden kann, verwertet Inulin und bildet daraus Buttersäure. Mehr als andere präbiotische Lebensmittel verursacht Inulin Blähungen oder Bauchkrämpfe. Das gilt besonders bei Menschen mit einer Fruktoseintoleranz, da deren Beschwerden sich verschlechtern können. Inulin sowie FOS sind in vielen Pflanzen enthalten, wobei der höchste Gehalt in Chicoree ist. Ähnlich wie bei resistenter Stärke sind die Literaturangaben zum Gehalt der einzelnen Lebensmittel an Inulin und FOS auch hier schwankend.

Hier der Inulin-und FOS-Gehalt einiger Lebensmittel:

Lebensmittel	Inulin in g/100 g	FOS in g/100 g
Chicoree-Wurzel	35,7–47,6	22.9
Topinambur	16,0–20,0	13,5
Löwenzahn	13,5	10,8
Knoblauch	9,0–16,0	5,0
Lauch	3,0–10,0	5,2
Zwiebel	1,1–7,5	4,3
Artischocke	1,2–6,8	0,4
Spargel	2,0–3,0	2,5
Getreide (Gerste, Roggen, Weizen)	0,5–1,5	0,7–0,8
Weizenkleie	2,5	2,5
Banane	0,5	0,5

Diese Angaben beziehen sich jeweils auf den Rohzustand. Durch Erhitzen verlieren die Lebensmittel mindestens 10–20 % ihres präbiotischen Anteils verlieren, wobei bei Dämpfen der geringste Verlust entsteht.

Ähnlich wie bei resistenter Stärke ist es möglich Inulin, FOS oder GOS als Pulver einzunehmen. So konnte in Studien gezeigt werden, dass eine tägliche Einnahme von mindestens 5 g FOS über mehr als 4 Wochen die Anzahl der Bifidobakterien erhöhte. Am idealsten war sogar eine Tagesdosis von 7,5–15 g, die trotz der bekannten „blähenden" Nebenwirkung zumindest unter Studienbedingungen von den Probanden toleriert wurde. Grundsätzlich gilt mit ganz niedrigen Dosen von 1–2 g pro Tag zu beginnen. Ob eine Supplementierung mit Inulin tatsächlich vorteilhaft ist, ist aufgrund neuer tierexperimenteller Daten in Frage zu stellen. Denn durch Bindung an Gallensäuren kann Inulin im Einzelfall sogar zu einer Silent Inflammation, also genau dem Gegenteil was man mit Präbiotika erreichen möchte, führen. Außerdem kam es durch eine inulin- und fettreiche Diät bei Mäusen mit einer seltenen Gefäßfehlbildung (einem portosystemischen Shunt, der auch vor allem bei Menschen mit einer Leberzirrhose vorliegen kann) zum vermehrten Auftreten von Leberkrebs. Dies war allerdings nur der Fall, wenn erhöhte Gallensäuren im Blut auftraten. Hier bleiben noch weitere Daten abzuwarten. Solange wäre ich mit einer Gabe von Inulinpulver zurückhaltend.

Nicht-Stärke Polysaccharide
Zu dieser Gruppe gehören

* Pflanzenzellwandbestandteile wie:

  – Hemizellulosen: u.a.
    Glucomannan in Konjaknudeln oder -reis oder in Kapsel- bzw. Pulverform (letztere sind eigentlich zur Gewichtsreduktion im Handel),
    Arabinoxylan in Reiskleie (als Nahrungsergänzungsmittel auf dem Markt),
    ß-Glucane beispielsweise in Hafer, Gerste, Pilzen (wie Reishi, Shiitake, Maitake, Chaga) und der Braunalge Laminaria
  – Pektine: kommen in vielen Früchten wie Äpfeln, Zitrusfrüchten und Hagebutte, in Baobab (dem Fruchtpulver aus dem Affenbrotbaum, das 45g Ballaststoffe pro 100g, davon etwa 30g Pektine, enthält), aber auch in Gemüse vor
* Pflanzliche Gummis: u.a.

  – Akazienfasern -auch Gummi arabicum genannt- aus dem Milchsaft des Akazienbaumes,
  – Guarkernmehl aus den Samen der Guarbohne
    Beide Gummis sind als Pulver im Handel und enthalten etwa 80g Ballaststoffe pro 100g

Fazit: Ballaststoffreich essen sollte das Ziel einer „gesunden" Ernährung sein. Ideal wäre eine tägliche Ballaststoffmenge von 30-40 g. Davon sollten etwa 15-20 g Resistente Stärke sein, die derzeit als wichtigster Ballaststoff für ein gesundes Darmmikrobiom gilt. Für alle, die dies nicht schaffen, gibt es die Möglichkeit präbiotische Ballaststoffe einzeln oder als bereits fertige Pulvermischung in Joghurt, Smoothies, Säfte, Getränke oder Müsli einzurühren. Bei den auf dem Markt angebotenen Ballaststoffpulvermischungen sollten Sie aber jeweils beachten, dass die empfohlenen Tagesdosen meist zu niedrig sind. Mögliche negative Effekte von Inulin sind bisher unklar. Die Substanz ist ohnehin aufgrund der häufig auftretenden Blähungen problematisch.

4.3.2 Polyphenolreich essen

Polyphenole gehören zu den sekundären Pflanzenstoffen, die als Farb- oder Geschmacksstoffe in Pflanzen vorkommen. Die Polyphenole werden in Flavonoide und Nicht-Flavonoide eingeteilt. Mehr als 8000 Polyphenole sind inzwischen bekannt. Sie sind für die Pflanzen Schutz vor Fressfeinden oder Lockmittel für Insekten. Grundsätzlich gilt: je dunkler, je bitterer, je wilder die Pflanze, desto höher ist der Polyphenol- gehalt. Polyphenole haben nicht nur in Pflanzen eine antioxidative Wirkung auf die Photosynthese, sondern wirken auch beim Menschen als Antioxidantien entzündungshemmend. Denn sie vermindern den schädlichen oxidativen Stress, der durch freie Sauerstoffradikale, die stetig im Körper entstehen, vermindern. Freie Radikale sind eine Art instabile Atome, die herumhüpfen und Zellen verletzen, was man oxidativen Stress nennt. Oxidativer Stress verursacht mit der Zeit viele altersbedingte Krankheiten wie Arteriosklerose, Parkinson, Alzheimer und Krebs. Ähnlich wie Ballaststoffe werden Polyphenole nur zu 5% im Dünndarm verwertet. 95% erreichen den Dickdarm und haben dort wie man neuerdings weiß auch einen Einfluss auf das Wachstum bestimmter Darmbakterien. So können sie das Risiko eines Leaky Gut mindern. Aber das ist noch lange nicht alles. Manche Darmbakterien können die chemische Struktur der Polyphenole verändern, was zur Bildung von neuen Stoffwechselprodukten, sogenannten Metaboliten, führt. Diese Metaboliten treten ihrerseits ins Blut über und gelangen somit überall in den Körper, wo sie gesundheitsfördernde Wirkungen entfalten. Vieles dazu ist noch nicht erforscht. Bisher gibt es nur wenige Studien beim Menschen, die die Wirkung von Polyphenolen auf das Darmmikrobiom untersucht haben. Besonders der Keim A. muciniphila liebt Polyphenole. 1000 mg Granatapfelextrakt täglich oder 2×500 mg Resveratrol (das Polyphenol in Traubenschalen) führte in Studien zu einer Zunahme von A. muciniphila. 272 ml Rotwein (der ja auch Resveratrol enthält) täglich führte aber auch zu einer Zunahme von F. prausnitzii; das galt auch für alkoholfreien Rotwein. Resveratrol ist in mindestens 72 Pflanzenarten zu finden ist; vor allem ist es in Weintrauben, Himbeeren, Maulbeeren, Pflaumen, Erdnüssen und im Japanischen Staudenknöterich. In Rotwein ist die Konzentration im Allgemeinen höher als in Weißwein und Rosé.

Flavonoide im Hopfen haben eine weitere Auswirkung auf das Darmmikrobiom wie eine Studie mit 330 ml Bier pro Tag zeigte: 11 männliche Probanden erhielten Bier mit 5.2% Alkoholgehalt, die anderen 11 alkoholfreies Bier. Nach vier Wochen fand sich in beiden Gruppen eine erhöhte Bakteriendiversität im Darm. Natürlich ist dem alkoholfreien Bier klar der Vorzug zu geben und die Empfehlung für alkoholfreies Bier sicherlich auch uneingeschränkt auf Frauen übertragbar. Seit 2010 gibt es eine umfangreiche EU-Datenbank (allerdings nur in englischer Sprache) zum Polyphenolgehalt von über 400 Lebensmitteln (www.phenol-explorer.eu). In den folgenden Tabellen habe ich Ihnen die 100 polyphenolreichsten Lebensmittel zusammengestellt. Natürlich gibt es Schwankungen im Polyphenolgehalt je nach Bodenbeschaffenheit, Witterungsbedingungen, Standort, Verwendung oder Nichtverwendung von Düngern.

Die 100 polyphenolhaltigsten Lebensmittel finden Sie in:

Obst	Polyphenolgehalt in 100 g
Aroniabeeren	1756 mg
Schwarze Holunderbeeren	1359 mg
Wilde Heidelbeeren	836 mg
Schwarze Johannisbeeren	758 mg
Schwarze Oliven	569 mg
Kulturheidelbeeren	560 mg
Pflaumen	377 mg
Grüne Oliven	346 mg
Süßkirsche	274 mg
Brombeeren	260 mg

Obst	Polyphenolgehalt in 100 g
Erdbeeren	235 mg
Himbeeren	215 mg
Trockenpflaume	194 mg
Dunkle Weintrauben	169 mg
Apfel	136 mg
Pfirsich	59 mg
Rote Johannisbeere	43 mg
Aprikosen	34 mg
Nektarine	25 mg
Quitte	19 mg
Birne	17 mg
Grüne Weintrauben	15 mg

Gemüse	Polyphenolgehalt in 100 g
Artischocken	260 mg
Radicchio	235 mg
Rote Zwiebeln	168 mg
Chicoree	166 mg
Spinat	119 mg
Schalotten	113 mg
Gelbe Zwiebeln	74 mg
Brokkoli	45 mg
Spargel	29 mg
Kartoffel	28 mg
Endivie	24 mg
Roter Blattsalat	23 mg
Escarole	18 mg
Karotte	14 mg

Kräuter/Gewürze/Sonstiges	Polyphenolgehalt in 100 g
Nelken	15188 mg
Pfefferminze, getrocknet	11960 mg
Sternanis	5460 mg
Kakaopulver	3448 mg
Oregano, getrocknet	2319 mg
Selleriesamen	2094 mg
Dunkle Schokolade	1664 mg
Leinsamenmehl	1528 mg
Maronen	1215 mg
Salbei, getrocknet	1207 mg
Rosmarin, getrocknet	1018 mg
Grüne Minze, getrocknet	956 mg

Kräuter/Gewürze/Sonstiges	Polyphenolgehalt in 100 g
Thymian, getrocknet	878 mg
Kapern	654 mg
Haselnuss	495 mg
Pekannuss	493 mg
Sojamehl	466 mg
Basilikum, getrocknet	322 mg
Currypulver	285 mg
Sojabohne, geröstet	246 mg
Vollmilchschokolade	236 mg
Ingwer, getrocknet	202 mg
Vollkorn-Hartweizenmehl	201 mg
Mandeln	187 mg
Thymian, frisch	163 mg
Maismehl, raffiniert	153 mg
Tempeh aus Soja	148 mg
Roggenvollkornmehl	143 mg
Lemon Verbena, getrocknet	106 mg
Sojajoghurt	84 mg
Sojafleisch	73 mg
Weizenvollkornmehl	71 mg
Olivenöl Extra Vergine	62 mg
Schwarze Bohnen	59 mg
Kreuzkümmel	55 mg
Weiße Bohnen	51 mg
Chinesischer Zimt	48 mg
Tofu	42 mg
Hafervollkornmehl	37 mg
Kümmel	33 mg
Roggenmehl	31 mg
Walnuss	28 mg
Ceylon-Zimt	27 mg
Petersilie, getrocknet	25 mg
Majoran, getrocknet	23 mg
Sojamilch	18 mg
Rapsöl	17 mg
Sojasprossen	15 mg
Essig	13 mg
Sojakäse	12 mg

Getränke	Polyphenolgehalt in 100 ml
Filterkaffee	214 mg
Schwarzer Tee	102 mg
Rotwein	101 mg

Getränke	Polyphenolgehalt in 100 ml
Grüner Tee	89 mg
Reiner Apfelsaft	68 mg
Reiner Granatapfelsaft	66 mg
Reiner Blutorangensaft	56 mg
Reiner Grapefruitsaft	53 mg
Reiner Orangensaft	46 mg
Reiner Zitronensaft	42 mg
Trinkschokolade	21 mg
Reiner Pampelmusensaft	18 mg
Weißwein	10 mg
Roséwein	10 mg

Auch hier gibt es wie bei den Ballaststoffen Polyphenole als Supplemente in Kapsel- oder Pulverform zu kaufen. Dazu gehören unter anderem die als **O**ligomere **P**roanthocyanidine (OPC) bezeichneten Polyphenole in Traubenkernmehl (Polyphenolanteil etwa 10g in 100g Pulver), wilde Heidelbeeren, Baobab aus dem Affenbrotbaum, Quercetin (hauptsächlich in Äpfeln, Zitrusfrüchten, Weintraubenschalen, Zwiebeln und Broccoli enthalten) oder Berberin aus der Berberitze. Quercetin und Berberin können noch mehr: sie vermögen beispielsweise eine erhöhte IDO-Aktivität im Rahmen einer Silent Inflammation zu senken (Kap. 3.3). Wie hoch die tägliche Polyphenolaufnahme sein soll war bisher unklar. Die erste Studie hierzu wurde 2021 veröffentlicht: Bewohner eines Altenheimes in Padua (durchschnittliches Alter 78 Jahre) mit einem erhöhten Zonulinwert im Blut als Zeichen eines Leaky Gut bekamen in einer Cross-over-Studie jeweils über 8 Wochen entweder eine polyphenolreiche Diät mit einer durchschnittlichen täglichen Zufuhr von 1391 mg Polyphenolen oder eine Kontrolldiät mit nur 812 mg Polyphenolen pro Tag. Im Anschluss wurden nach einer Auswaschphase die Gruppen gewechselt. Nur unter der polyphenolreichen Diät kam es zu einer Abnahme des Zonulin und zu einem Anstieg des buttersäurebildenden Keims F. prausnitzii. Auch senkte sich der diastolische Blutdruck unter der Polyphenoldiät.

> **Fazit:** Polyphenolhaltige Lebensmittel sind wichtige Bestandteile einer „gesunden" Ernährung. Ähnlich wie bei den Ballaststoffen ist auch hier ein „Nachhelfen" mit polyphenolhaltigen Pulvern oder Kapseln möglich. Der tägliche Zufuhr an Polyphenolen sollte zwischen 1 und 1,5g liegen.

4.3.3 Omega-3-Fettsäuren

Nach neuesten Forschungserkenntnissen -allerdings hauptsächlich aus Tier-und Laborversuchen- scheinen Omega-3-Fettsäuren präbiotisch zu wirken und das Wachstum von A. muciniphila zu fördern. Es gibt nur wenige Nahrungsmittel, die reich an Omega-3-Fettsäuren sind. Neben einigen Ölen und Nüssen gehören Fische dazu, die aber – besonders wenn es sich um große Fische handelt – schwermetallbelastet sind. Wie hoch die tägliche Zufuhr von Omega-3-Fettsäuren sein muss, um einen Darmeffekt zu haben, ist bisher unklar. Näheres zu Omega-3-Fettsäuren und was bei der Substitution von diesen Fettsäuren zu beachten ist, lesen Sie in Kap. 7 unter Omega-3- und Omega-6-Fettsäuren.

4.4 Proteolyten in Schach halten

Proteolyten sind wie schon in Kap. 3.3 ausgeführt problematische Bakterien, da sie, wenn sie absterben, LPS, also Endotoxine freisetzen, und ein Leaky Gut auslösen können, insbesondere wenn sie in ihrer Anzahl vermehrt sind. Außerdem bilden sie Stoffwechselprodukte, die die Verdauung stören und die Leber belasten. Bei dem Eiweißabbau können zudem Gase, die ammoniakhaltig sind, entstehen, die Blähungen verursachen. Die Hauptvertreter dieser Proteolyten sind E. coli Biovare (leider werden in Stuhlanalysen mancher Labore diese „bösen" nicht von den immunaktiven E. coli unterschieden, sondern nur als E. coli angegeben), Proteus, Klebsiellen, Citrobacter, Morganella, Pseudomonas, Enterobacter und Clostridien.

Ziel muss es sein, diese Proteolyten „in Schach zu halten", d. h. nicht zu viel Eiweiß, vor allem nicht zu viel tierisches Eiweiß, zu essen. Denn anders als tierisches Eiweiß führt pflanzliches Eiweiß zu einem wünschenswerten Anstieg der Zellzahlen von Laktobazillen und Bifidobakterien. Außerdem erhöhen sich die kurzkettigen Fettsäuren. Tierisches Eiweiß von Eiern, Fleisch- und Milchprodukten dagegen führt zu einer Abnahme der Bifidobakterien und der kurzkettigen Fettsäuren. Stattdessen vermehren sich arterioskleroseförderne Bakterien.

Außerdem sollte der pH des Darms möglichst im sauren Bereich gehalten werden. Denn ab einem pH von 6,5 verschiebt sich das Gleichgewicht zwischen Ammonium und dem lebertoxischen Ammoniak zugunsten des Ammoniaks. Probiotika sind also auch hier eine der Hauptmaßnahmen, um diesen Prozess zu stoppen. Gleichzeitig sollten mit einem Bindemittel die Endotoxine gebunden und aus dem Darm eliminiert werden. Dies ist möglich mit Heilerde (also Löß) oder einem vulkanischem Gesteinsmehl, Zeolith genannt, was eine höhere Bindungskapazität als Löß hat. Bei der Wahl des Zeolithproduktes ist darauf zu achten, dass es sich um ein Medizinprodukt handelt, da Zeolithe unterschiedliche Molekülgrößen haben und im Falle von Nanopartikeln die Gefahr einer Resorption in den Körper bestehen würde. Dies wäre ungünstig, da das im Zeolith enthaltene, allerdings gebundene Aluminium aufgrund des pH-Wertes des Blutes dort freigesetzt werden könnte. Bei der Einnahme von Bindemitteln ist zu beachten, dass Medikamente mit einem Mindestabstand von einer Stunde vor bzw. nach Einnahme zu nehmen sind, damit sie nicht vom Bindemittel gebunden und aus dem Darm ausgeschieden werden. Zeolithe haben einen weiteren Vorteil: sie binden Schwermetalle wie Arsen (nicht selten in Gemüse, Reis, Meeresfrüchten, Fischen oder Algen enthalten), Quecksilber (in Meeresfrüchten, Fischen, Algen) oder Cadmium (durch Nikotin). Außerdem wird auch Histamin, das zu einer Nahrungsmittelunverträglichkeit führen kann, gebunden.

4.5   Erstmaßnahmen bei Leaky Gut

Sie erinnern sich: Zonulin ist ein Eiweiß, was von den Epithelzellen des Darms durch bestimmte Auslöser gebildet wird. Ein solcher Auslöser kann der direkte Kontakt von Bakterien mit der Epithelzelle sein, wenn z. B. zu wenig Schleimschicht vorhanden ist oder durch ein

Nahrungsmittelallergen wie beispielsweise Gliadin aus dem Weizen. Dadurch kommt es zur Öffnung der Tight Junctions, also dem Verbund der Epithelzellen untereinander und ein Leaky Gut entsteht (Kap. 3.3). Jetzt können sämtliche Nahrungsbestandteile, die fremdes Eiweiß enthalten, ungehindert an die Immunzellen gelangen, was zu einer unterschwelligen, unbemerkten Immunentzündung, der Silent Inflammation führt. Auch hier sollten zunächst Bindemittel wie Löß oder Zeolith, aber auch Trinkmoor, gerne auch in Kombination, für die ersten paar Monate eingesetzt werden. Auch Huminsäuren, die in der Natur in Humusböden, Torf oder Braunkohle vorkommen, binden Schadstoffe, aber auch Schwermetalle im Darm. Hilfreich können auch das aus Lecithin gewonnene Phospatidylcholin oder die Aminosäuren L-Glutamin und L-Glycin als Supplemente sein. L-Glycin ist auch in Knochenbrühe oder Kollagenpulver enthalten, wobei man auf Produkte von grasgefütterten Tieren achten sollte. Kollagenpulver gibt es auch aus Erbsenprotein. Von Meereskollagen aus Fischen, einer weiteren Alternative, würde ich abraten, da es möglicherweise schwermetallbelastet ist. L-Glycin hat einen weiteren Vorteil: es verhindert, dass das Herbizid Glyphosat, das längst Bestandteil unseres Essens geworden ist, anstelle von L-Glycin in Proteine eingebaut wird.

Und natürlich sind bei einem Leaky Gut ebenfalls Probiotika wichtig um die Tight Junctions zu reparieren genauso wie Präbiotika um die Schleimhaut gut zu nähren. Außerdem sollte die Ernährung möglichst natürlich und unverarbeitet sein. Dazu mehr in Kap. 7.

Nahrungsmittelunverträglichkeitstests können zusätzlich helfen nicht bemerkte Immunreaktionen im Darm zu vermeiden. Mehr dazu in Kap. 8.

Oft bestehen Mikronährstoffmängel wie Vitamin D, Vitamin A, Zink und Omega-3-Fettsäuren, die am besten durch Mikronährstoffanalysen ermittelt und ausgeglichen werden sollten. Mehr dazu in Kap. 6.

4.6   Buttersäure erhöhen

Ziel des präbiotischen Essens ist, dass genügend Buttersäure im Darm gebildet wird. Und dies ist ernährungsstrategisch gar nicht so einfach, wie Sie sicher schon nach dem Lesen dieses Kapitels festgestellt haben.

Aber Darmbakterien lassen sich auch überlisten. Wie werden Sie fragen. Die Antwort ist, dass es Buttersäure auch als Nahrungsergänzungsmittel gibt. In Studien mit 600 mg Tagesdosis von Butyrat, wie Buttersäure auch genannt wird (genaugenommen war es Natriumbutyrat), kam es zu einer Zunahme von A. muciniphila. Man darf sich nur nicht am Geruch der Kapseln nach Ranzigem stören. Die kombinierte Gabe von Inulin und Buttersäure zeigte allerdings keinen Effekt auf die Anzahl von A. muciniphila.

4.7 Sonderfall Dünndarmfehlbesiedlung (SIBO)

Dass Prä-, aber auch Probiotika anfänglich zu Blähungen führen können ist wie schon mehrfach erwähnt nicht selten. Daher sollte die Menge der Prä- und Probiotika langsam gesteigert werden. Sollten Ihnen Prä- oder Probiotika aber dauerhaft nicht bekommen, sie einen Blähbauch, Bauchschmerzen, Verstopfung oder Durchfälle davon bekommen, könnte eine **Dünndarmfehlbesiedlung** (**Small Intestine Bacterial Overgrowth**, **SIBO** abgekürzt) vorliegen, wo Dickdarmbakterien sich fälschlicherweise im Dünndarm befinden und sich bereits dort über die Präbiotika hermachen. Die Folge ist eine übermäßige Bildung von Gasen, aber auch Giftstoffe wie Methan und Wasserstoff können entstehen, die nicht selten einen sogenannten Kopfnebel, brain fog genannt, besonders nach dem Essen auslösen. Ursachen für SIBO sind vielfältig. Eine gestörte Darmperistaltik, zu wenig Magen- oder Gallensäure, ein Mangel an Verdauungsenzymen, zu viel LPS, zu wenig sIgA, bestimmte Medikamente wie beispielsweise die schon mehrfach erwähnten Protonenpumpenhemmer, die die Magensäure verringern, zu kurze Essensintervalle, die die Selbstreinigung des Darms verhindern, sind nur einige der Ursachen. SIBO ist viel häufiger als es diagnostiziert wird. SIBO kann mit einem Atemgastest nach vorheriger Gabe einer Zuckerlösung -meist verwendet man dazu Laktulose- nachgewiesen werden. Bei Vorliegen einer SIBO steht zunächst das Aushungern der falschen Bakterien im Dünndarm an erster Stelle der Maßnahmen. Das ist möglich durch Gabe spezieller Antibiotika oder Probiotika. Am besten geeignet als Probiotikum sind Produkte mit sporenbildenden Bakterien. Außerdem sollten vorübergehend Faserstoffe aus der Ernährung weggelassen werden und eine sogenannte FODMAP-arme Diät für ein bis drei Monate eingehalten werden. FODMAP ist ein Kunstwort und die englische Abkürzung für „fermentable oligo-, di-, monosaccharides and polyols", deutsch „fermentierbare Oligo-, Di-, Monosaccharide und Polyole", also vergärbare Mehrfach-, Zwei-fach-, Einfachzucker und mehrwertige Alkohole. Dazu zählt ein großer Teil der Pro- und Präbiotika. Eine FODMAP-arme Diät wird auch bei Menschen mit Reizdarm empfohlen, da FODMAP-reiche Lebensmittel durch die Gasentwicklung zu Blähungen und Bauchkrämpfen führen können. Langfristig ist aber diese Form von Diät nicht gesundheits-fördernd, da sie zu einer Abnahme von A.muciniphila führt wie Studien belegen.

Lebensmittel, die FODMAP-reich sind:

Früchte: Äpfel, Aprikosen, Avocado (mehr wie 1/8), Backpflaumen, Bananen(reif), Birnen, Brombeere, Datteln, Johannisbeeren, Kirschen, Litschi, Mango, Mirabellen, Nektarinen, Obstkonserven, Orangensaft >125 ml, Pampelmuse, Pfirsiche, Pflaume, Rosinen, Wassermelone, weiße Pfirsiche, Zwetschgen
Milchprodukte: Buttermilch, Frischkäse, Hafermilch, Joghurt, Kondens-milch, Kuhmilch, Milcheis, Sauerrahm, Schafsmilch, Schlagsahne >125 ml, Schokolade, Soßen oder Suppen mit Milch, Vanillesoße, Weichkäse (z. B. Ricotta), Ziegenmilch
Gemüse: Artischocken, Blumenkohl, Bohnen, Erbsen, Kichererbsen (mehr als 15 Stück), Frühlingszwiebeln (weißer Teil), Kidney-Bohnen, Knoblauch, Kohl, Lauch (weißer Teil), Linsen, Paprika grün, Pilze, Rosenkohl (mehr wie eine halbe Tasse), Rote Beete, Schalotten, Sauerkraut, Sellerie, Sojabohnen, Spargel, Topinambur, Weißkohl, Wirsing, Zuckererbsen, Zuckerschoten, Zwiebeln
Getreide: Couscous, Dinkel, Eiernudeln, Gerste, Grieß, Paniermehl, Weizen, Hartweizengrießnudeln
Getränke: Bier (>1 Glas), Likör, Portwein, Rum, Schaumwein, Wein (süß oder halbtrocken), Weizenbier
Gewürze & Kräuter: Chutneys, Gelees, Ketchup, Relish
Sonstiges: Agavensaft, Agavensirup, Cashewnüsse, Fruktose, Fruktosesirup, HFCS (High Fructose Corn Syrup), Honig, Inulin, künstliche Süßungsmittel (Iso-maltose, Mannit, Sorbit, Xylit), Melasse, Pistazien, zuckerfreie Bonbons

Lebensmittel, die FODMAP-arm sind:

Früchte: Ananas, Avocado (1/8), Banane (unreif), Blauberren, Cantaloupe-Melone, Clementine, Cranberrys, Erdbeeren, Grapefruit (1/2), Heidelbeeren, Himbeeren, Honigmelone, Kaktusfeige, Kiwi, Kumquats, Limonen, Limette, Mandarinen, Maracuja, Melone, Orange, Papaya, Passionsfrucht, Preiselbeeren, Rhabarber, Sanddorn, Sternfrucht, Weintrauben, Zitrone

Milchprodukte: Butter, Hartkäse(z. B. Cheddar, Parmesan, Schweizer), Brie, Camembert, Feta, Hüttenkäse, Mozzarella, Quark (2 EL), laktosefreie Milchprodukte

Gemüse: Alfalfa, Auberginen, Bambussprossen, Brokkoli (1/4 Tasse), Butternuss-Kürbis, Chili, Chinakohl, Chicoree, Erbsen (10 Stück), Fenchel, Frühlingszwiebeln (grüner Teil), grüne Bohnen, Grünkohl, Gurke, Hokkaidokürbis, Ingwer, Kartoffeln, Kichererbsen aus Dose (1/4 Tasse), Knollensellerie, Kohl, Kürbis, Lauchblätter, Linsen, Mais, Möhren, Okra, Oliven, Pak Choi, Paprika gelb&rot, Pastinaken, Petersilie, Radieschen, Rettich, Rosenkohl (1/2 Tasse), Rotkohl, Rucola, Rübe, Salat, Schnittlauch, Sellerie (1 Stange), Sojasprossen, Spinat, Süßkartoffeln, Tomaten, Zucchini

Getreide: Amaranth, Buchweizen, Cornflakes, Dinkel, Hafer, Hirse, glutenfreie Teigwaren, Maismehl, Polenta, Quinoa, Reis

Getränke: 1 Glas Bier (kein Weizenbier), Kokosmilch, Mandelmilch, Reismilch, Sojamilch, 1 Glas Wein (trocken), Gin, Wodka

Gewürze & Kräuter: Ahornsirup, Basilikum, Balsamicoessig, Brühe, Ingwer, Koriander, Leinsamen, Margarine, Majoran, Mayonnaise, Minze, Oliven, Olivenöl, Oregano, Paprikapulver, Petersilie, Pfeffer, Rosmarin, Salz, Schnittlauch, Senf, Sojasauce, Thymian, Zitronengras

Sonstiges: Chiasamen, Eier, Erdnussbutter, Erdnüsse, Fisch, Geflügelfleisch, Haselnüsse, Lammfleisch, Macadamianüsse, Mandeln, Paranüsse, Reismilch, Rindfleisch, Saccharin, Schweinefleisch, Sojamilch, Stevia, Sucralose, Tempeh, Tofu, Zucker

Diese Tabellen erheben keinen Anspruch auf Vollständigkeit. Im Internet gibt es komplette Listen sowie entsprechende Apps.

Darmmikrobiota optimieren

Eine spezielle Stuhlanalyse ist Grundlage der Optimierung der Darmmikrobiota, da nur so eine gezielte Therapie erfolgen kann, ansonsten erfolgt die Verabreichung nach dem „Gießkannenprinzip". Ob dies sinnvoll ist, mag jeder für sich entscheiden.
Wenn ein Mangel an Laktobazillen besteht, lässt sich dieser mit Hilfe von Probiotika in Form von probiotischen Nahrungsergänzungsmitteln, fermentierten Lebensmitteln oder Effektiven Mikroorganismen beseitigen.

Immunaktive E. coli und Enterococcus faecalis-Stämme müssen im Darmmikrobiom vorhanden sein. Besteht ein Mangel, so lässt sich dieser mit entsprechenden Arzneimitteln oder Nahrungsergänzungsmitteln ausgleichen.

Präbiotika, also Ballaststoffe und Polyphenole, sind Dünger für unser Darmmikrobiom.

Tierisches Eiweiß sollte reduziert werden, um das Wachstum von Proteolyten nicht übermäßig zu fördern und die Ammoniakbelastung der Leber zu minimieren. Unterstützt werden kann dieser Prozess durch die Einnahme von Bindemitteln wie Zeolith, oder Heilerde, die Endotoxine binden und so ein Leaky Gut verhindern helfen.

5

Silent Inflammation durch Störfelder im Mund

Auch wenn der Darm im Fokus dieses Ratgebers steht, möchte ich auf ein weiteres Störfeld im Körper, das die Gesundheit erheblich belasten kann, aber von der Schulmedizin völlig vergessen wird, eingehen. Wußten Sie schon, dass mehr als 60 % aller chronischen Erkrankungen durch Störfelder im Mundraum verursacht werden? Und dabei muss man gar keine Beschwerden haben. Dies ist vergleichbar mit dem Leaky Gut, wo auch Darmbeschwerden gänzlich fehlen können. Die biologische Zahnmedizin kennt hier Lösungen. Sie verfolgt den Ansatz, dass der ganze Körper ein komplexes, sich gegenseitig beeinflussendes System darstellt. Hier wird vor allem der Mundraum in einem engen Zusammenspiel mit den Organen des Körpers gesehen und der Mensch ganzheitlich betrachtet. Die Rede soll hier aber nicht von Karies oder verschiedenen Metallen im Mund, allen voran Amalgam, sein, was nicht gesundheitszuträglich ist und sich langsam herumspricht. Sondern hier soll es um „stille" Störfelder, also Silent Inflammation, im Mund gehen. Welches sind die Ursachen?

E. E. Heßdörfer, *Chronische Blasenentzündungen,*
https://doi.org/10.1007/978-3-662-64521-5_5

Wurzelbehandelte Zähne
Die klassische zahnmedizinische Wurzelbehandlung schafft das eigentliche Problem nicht aus der Welt. Denn ohne Blut-, Nerven- und Lymphversorgung ist der Zahn tot. Die Dentinkanälchen einer Wurzel, wenn man sie aneinanderreihen würde, sind etwa einen Kilometer lang. Dieses Kanalsystem ist ein idealer Unterschlupf für pathogene Bakterien. Sie bilden giftige Schwefelverbindungen wie Thioether und Mercaptane (in Speziallaboren bestimmbar). Diese führen zu einer Verwesung von organischem Gewebe und es entstehen Leichengifte, die unsere Immunzellen aktivieren, die durch proinflammatorische Zytokine versuchen den „Brandherd" zu löschen. Der kanadische Zahnarzt und Ernährungsforscher Dr. Weston Price entdeckte bereits 1910, dass Wurzelkanäle Bakterien enthalten, die viele Krankheiten hervorrufen können. Die einzige Lösung dieses Dauerproblems besteht in der Entfernung des betroffenen Zahns und eines metallfreien Zahnersatzes mit Keramik. Keramik ist im Gegensatz zu Metallen elektrisch neutral.

Chronische Entzündungen im Kieferknochen
Bei NICO (Neuralgia Inducing Cavitational Osteonecrosis), auch FDOK (Fettig degenerative Osteonekrose des Kieferknochens) genannt, handelt es sich um eine Kieferknochenentzündung, die zu einer Zerstörung des Kieferknochens führt und sich durch Nerven- bzw. unspezifische Gesichtsschmerzen, aber auch Gelenkprobleme äußern kann, aber nicht muss. Von außen ist eine NICO jedoch nicht erkennbar und selbst bei konventionellen 2D-Röntgenverfahren bleibt die chronische Entzündung meist unbemerkt. Typische Anzeichen von Entzündungen an der Schleimhaut, eine erkennbare Schwellung im Kieferbereich oder die Bildung von Eiter, treten hier nicht auf.
Eine NICO/FDOK entsteht typischerweise nach einer Zahnentfernung, wie zum Beispiel der Entfernung der Weisheitszähne. An der betroffenen Stelle entsteht ein Hohlraum im Kieferknochen. Nach der Zahnentfernung wird die Wunde im Zahnfleisch geschlossen und noch für einige Tage beobachtet – der Heilung im Kieferknochen wird meistens leider keine Beachtung mehr geschenkt.
Sobald eine Entzündung an der Wunde droht werden Antibiotika verschrieben, um so die entzündete Wunde zu behandeln. Allerdings

erreichen Antibiotika meistens nur den akut entzündeten Teil der Wunde – und nicht den Kieferknochen selbst. In den Folgejahren kann so schließlich die Entzündung des Kieferknochens fortbestehen und eine NICO hervorrufen. Dies geschieht vor allem dann, wenn zusätzlich noch ein Mangel an Mikronährstoffen, wie Vitamin D und anderen Mineralstoffen besteht und somit das Zellwachstum unzureichend ist, welches für den Heilungsprozess von Knochen wichtig ist. Bei einer NICO werden durch die permanente und nicht ausgeheilte Entzündung des Kieferknochens Toxine, also bestimmte Gifte, gebildet, die lebenswichtige Enzymsysteme des Körpers blockieren.

Die Toxine stören den Energiestoffwechsel der Zellen und erhöhen die Schadwirkung von Schwermetallen mit denen sie chemische Verbindungen eingehen. Von einer mit NICO belasteten Region werden vermehrt entzündungsfördernde Zytokine ins Blut ausgeschüttet, die den Gesamtorganismus stark belasten und das Immunsystem schwächen können – und somit die Entstehung von Krankheiten begünstigen, die den gesamten Körper betreffen.

Wie ist zunächst das diagnostische Vorgehen?
Mit der digitalen Volumentomographie, einem dreidimensionalen, hochaufgelösten Röntgenbild des Kopfbereiches, lassen sich Entzündungen im Kieferknochen oder in den Zahnwurzeln aber auch Fremdkörper und Metall-Versprengungen genauestens lokalisieren. Darüber hinaus kann unter anderem auch die Knochenstruktur zuverlässig beurteilt werden. Bei Vorliegen von NICOS findet sich in der Regel ein durch die entzündungsfördernden Zytokine erhöhter sogenannter RANTES-Wert, der in Speziallaboren gemessen werden kann. Sowohl bei wurzelbehandelten Zähnen als auch NICOS ist meist auch das hochsensitive CRP, hsCRP (s. Kap. 3.3), erhöht.

Wie behandelt man NICOS?
In der biologischen Zahnheilkunde verwendet man für die Entnahme des Störareals Piezo-Geräte. Das sind besonders sanfte und sichere Ultraschall-Instrumente, die das umliegende Weichgewebe schonen, indem sie drucklos, selektiv und präzise arbeiten und so die Knochensubstanz bestmöglich erhalten können, was für die knöcherne Heilung

wichtig ist. Zudem ist das Arbeiten mit Piezo-Geräten sehr sicher, da die Ultraschall-Geräte bei weichen Strukturen, wie Nerven oder Blutgefäßen, ihre Schneidkraft verlieren, womit eine Verletzung von weichem Gewebe nicht erfolgt. Hierfür wird zunächst die Schleimhaut an der betroffenen Stelle geöffnet und aufgeklappt, sodass der deckende Kieferknochen darunter freiliegt. Das veränderte Knochengewebe lässt sich in der Beschaffenheit und Farbe genau erkennen. Das fettig-degenerierte Gewebe wird anhand von Piezo-Geräten gründlich und restlos entfernt. Wird anschließend das betroffene Areal während eines chirurgischen Eingriffs geöffnet, können NICOs zudem an der stark veränderten Knochenstruktur identifiziert werden: Der Knochen ist außen gelblich bis bräunlich verfärbt und innen weist er eine glänzende, fetthaltige Masse auf.

Nach der chirurgischen Entfernung wird das gewonnene Material durch Speziallabore auf Krankheiten und Schwermetallvergiftungen untersucht.

Nach der schonenden, aber gründlichen und restlosen Entfernung des degenerierten Gewebes im Kieferknochen, wird der gesamte Bereich mit Ozon sterilisiert. Ozon ist eine energiereiche Form von Sauerstoff und wird in der Medizin zur Desinfektion eingesetzt. Für die Ozon-Therapie wird ein spezielles Behandlungsgerät genutzt, das Ozon an der benötigten Stelle erzeugt, welches dann beim Austritt schnell ver-fällt. Durch diesen Prozess werden Mikroorganismen in unmittel-barer Nähe ausgeschaltet, wodurch Bakterien, Viren und Pilze binnen weniger Sekunden komplett abgetötet werden. Durch die Ozon-Therapie können Wunden schnell, schonend und umfassend desinfiziert sowie auch Blutungen gestillt und der Heilungsprozess beschleunigt werden. Nach der gründlichen Desinfektion der Wunde erfolgt das Ein-bringen von plättchenreichem Blutplasma (platelet rich plasma), das aus dem Eigenblut des Patienten gewonnen und ins Gewebe eingebracht wird, wo es die Wundheilung unterstützt und beschleunigt.

Unter der Internetseite www.deguz.de finden Sie Zahnärzte oder Mund-Kiefer-Chirurgen, die sich auf die biologische Zahnmedizin spezialisiert haben. Die gesetzlichen Krankenkassen bezahlen diese Art von Zahnmedizin nicht.

Der RANTES-Wert sollte -wenn schon nicht routinemäßig- dann insbesondere bei erhöhtem oder unter Darmtherapie erhöht bleibendem hochsensitiven CRP bestimmt werden.

6

Mikronährstoffmängel erkennen und beseitigen

Sie werden sich fragen wieso ich den Mikronährstoffen ein extra Kapitel widme. Wir haben volle Teller und alle werden satt, zumindest in der westlichen Welt, aber unser Essen wird immer nährstoffärmer. Warum? Die Überdüngung und der Glyphosatgehalt von Böden führt dazu, dass immer weniger Mineralstoffe und Vitamine in dem ist, was wir essen. So bindet beispielsweise Phosphor Mineralien im Boden. Massentierhaltung oder zuckerreiche industriegefertigte Nahrungsmittel sind Beispiele, die dafür sorgen, dass in weiten Teilen der Bevölkerung ein Mikronährstoffmangel entsteht. So hat die zweite Nationale Verzehrsstudie, die zwischen 2005 und 2007 erhoben wurde, bereits im Gegensatz zur ersten Nationalen Verzehrsstudie, die zwischen 1985 und 1988 erfolgte und nur die alten Bundesländer betraf, weitere Nährstoffverluste festgestellt. Hier die gravierendsten Beispiele:

82 % der Männer und 91 % der Frauen erreichen die empfohlene tägliche Zufuhr von Vitamin D nicht.
79 % der Männer und 86 % der Frauen erreichen die empfohlene tägliche Zufuhr von Folsäure nicht.

46 % der Männer und 55 % der Frauen erreichen die empfohlene tägliche Zufuhr von Calcium nicht.
48 % der Männer und 49 % der Frauen erreichen die empfohlene tägliche Zufuhr von Vitamin E nicht.
32 % der Männer und 29 % der Frauen erreichen die empfohlene tägliche Zufuhr von Vitamin C nicht.
32 % der Männer und 21 % der Frauen erreichen die empfohlene tägliche Zufuhr von Zink nicht.
26 % der Männer und 29 % der Frauen erreichen die empfohlene tägliche Zufuhr von Magnesium nicht.
21 % der Männer und 32 % der Frauen erreichen die empfohlene tägliche Zufuhr von Vitamin B1 nicht.
20 % der Männer und 26 % der Frauen erreichen die empfohlene tägliche Zufuhr von Vitamin B2 nicht.

Was ist seither passiert? Nichts. Das steht im Einklang mit Untersuchungen des Robert-Koch-Instituts (RKI) zur Vitamin-D-Versorgung der Bevölkerung zwischen 2008 und 2011. Das 2016 veröffentlichte Ergebnis: nur 38,4 % der Erwachsenen erreichen ausreichende Vitamin-D-Serumwerte ≥ 25 ng/ml (entspricht $\geq 62,5$ nmol/l -Vitamin D kann in beiden Einheiten angegeben werden; für die Umrechnung von nmol/l in ng /ml teilt man den Wert durch 2.5), wobei es erhebliche saisonale Schwankungen gibt. Im Frühjahr haben 27,3 % eine ausreichende Versorgung, im Sommer 65,8 %, im Herbst 47,9 % und im Winter nur 17,6 %. Die lapidare RKI-Empfehlung: „Zwischen März und Oktober zwei- bis dreimal pro Woche Gesicht, Hände und Arme unbedeckt und ohne Sonnenschutz der Sonne aussetzen. Für eine ausreichende Vitamin-D-Synthese reiche hierbei bereits die Hälfte der Zeit, in der sonst ungeschützt ein Sonnenbrand entstehen würde".
Das Lebensmittelangebot und die Ernährungsgewohnheiten haben sich seit der Nationalen Verzehrsstudie II weiter deutlich gewandelt. Der Verzehr von Fast Food oder Convenience Food, also küchenfertigen Gerichten, hat weiter zugenommen. Außerdem wird sich nicht an regionaler Verfügbarkeit orientiert, sondern alles kann das ganze Jahr hindurch irgendwo aus der Welt beschafft werden, egal wie

nährstoffreich- oder arm es am Ende ist, wenn es auf unserem Teller landet. Leider behauptet die Deutsche Gesellschaft für Ernährung (DGE) ungeachtet dessen, dass es bei ausgewogener Ernährung – was auch immer man darunter in unserer Zeit von Junk-Food- und To-Go-Ernährung verstehen mag – keine Notwendigkeit für eine Supplementierung mit Mikronährstoffen gäbe, ja sie rät sogar aktiv davon ab. Das verunsichert Menschen. Hinzu kommt, dass die Hersteller von Nahrungsergänzungsmitteln neben der pro Tag empfohlenen Dosis auch den Warnhinweis angeben müssen, dass diese Menge nicht überschritten werden darf. Häufig sind die in der EU geltenden Referenzwerte aber viel zu niedrig. Völlig unberücksichtigt bleibt, dass dieser Tagesbedarf bei Vorerkrankungen, akuten Erkrankungen oder chronischem Stress vielleicht gar nicht ausreicht. Außerdem entsteht zum Beispiel ein gesteigerter Bedarf durch eine Schwermetallbelastung in der Nahrung oder durch Amalgamfüllungen, aber auch durch Herbizide, Pestizide und Fungizide in Obst, Gemüse oder Gewürzen, insbesondere wenn sie nicht in Bioqualität sind. Was Glyphosat ist, weiß inzwischen jeder, dass der höchste Anteil von Glyphosat in konventionell angebautem Getreide ist, kaum jemand. Aber auch elektromagnetische Strahlung verbraucht unsere Mikronährstoffe. Und dann gibt es noch viele Medikamente, die – wie Uwe Gröber es nennt – „Nährstoffräuber" sind. Dazu zählen:

- Antidiabetika (Metformin, Glitazone),
- Antiepileptika (Carbamazepin, Phenytoin),
- Antirheumatika (MTX),
- Bisphosphonate,
- Cholesterinsenker (Statine),
- Entwässerungsmittel (z. B. Hydrochlorothiazid, Furosemid),
- Glucocorticoide,
- orale Kontrazeptiva (die „Pille"),
- Protonenpumpenhemmer (die bereits schon mehrfach erwähnten „Magenschoner", z. B. Omeprazol, Pantoprazol).

Was haben Mikronährstoffmängel mit dem Immunsystem zu tun werden Sie sich jetzt sicher fragen? Vor allem die Vitamine A, C, D,

E, B2, B12, Folsäure, Eisen, Selen und Zink sind unerläßlich für ein funktionierendes Immunsystem und haben Einfluss auf die Funktion unserer Immunzellen. Außerdem werden sie zur Leberentgiftung gebraucht. Aminosäuren wie L-Glutamin, L-Cystein und L-Glycin sind Baustein des Glutathion, das ebenfalls die Entgiftung des Körpers reguliert.

Nun ist es aber in unserem Organismus anders als bei Maschinen, dass sich Mängel lange Zeit nicht bemerkbar machen. Es treten keine Fehlermeldungen auf, da der Körper Plan A, B, C usw. hat – bis ein Zeitpunkt erreicht wird, wo eine Vielzahl von Prozessen infolge der Mängel ausfallen und eine Krankheit quasi „plötzlich" entsteht. Selbst eine Krebserkrankung hat nicht erst kurz vor Diagnosestellung begonnen, sondern schon Jahre oder Jahrzehnte zuvor können die ersten Weichen gestellt worden sein. Jetzt fragen Sie sich bestimmt: Wenn sich Krankheiten möglicherweise vermeiden lassen würden, wenn Mangelzustände frühzeitig erkannt werden würden, warum macht man solche Bluttests nicht? Die Schulmedizin hält Mikronährstoffmängel immer noch für unbedeutend. Eine Ausnahme ist das schon eingangs erwähnte Vitamin D3, auch 25-OH-Vitamin-D3, Vitamin D oder Sonnenvitamin genannt, das inzwischen mehr und mehr in der Schulmedizin bestimmt wird – aber meist nur inkonsequent substituiert wird. Genaugenommen ist Vitamin D ein Hormon, das bei weit mehr als 200 Stoffwechselprozessen im Körper eine Rolle spielt und nicht nur für Knochengesundheit verantwortlich ist. Seine Notwendigkeit für die Funktionsfähigkeit des Immunsystems ist unbestritten, wenngleich bisher von der Schulmedizin abgelehnt, da die existierenden Studien methodisch nicht aussagekräftig seien. So gibt es eine Studie, die die Häufigkeit von Blasenentzündungen bei Schwangeren abhängig von deren Vitamin-D-Spiegel untersucht hat und zu dem wenig überraschenden Ergebnis kam, dass Vitamin D-Spiegel <20 ng/ml mit einer häufigeren Rate von Blasenentzündungen einhergingen. Die Schulmedizin aber warnt unaufhörlich vor den Schäden einer Überdosierung durch Vitamin D-Substitution und verunsichert somit den Verbraucher. Paradoxerweise wird im Umkehrschluss aber ausgeschlossen, dass auch ein Mangel krankmachen könnte. Hinzu kommt, dass die Ansichten über die empfohlenen Zielwerte auseinandergehen, wie die RKI-Studie zeigt, wo ≥ 25 ng/ml als ausreichende Versorgung angesehen wird. Viele Labore geben den Normbereich zwischen 30–100 ng/ml an. Ganzheitliche Therapeuten empfehlen Werte von 50–80 ng/ml. Allerdings ist bei Serumwerten, also im zirkulierenden Blutstrom gemessenen Blutwerten (wie dies auch beim Vitamin D der Fall ist) zu bedenken, dass diese nicht zwangsläufig das widerspiegeln, was sich in der Zelle, wo der eigentliche Wirkort sämtlicher Mikronährstoffe ist, abspielt. Außerdem werden diese Ziel- bzw. Referenzwerte – ob sie Normwerte sind, sei dahingestellt – bei Menschen ermittelt, die zwar augenscheinlich gesund sind, aber möglicherweise doch bereits einen Mangel haben.

Das sinnvollste Vorgehen um Störungen und Mängel früh zu erkennen, ist die Messung von Mikronährstoffwerten in der Zelle, also intrazellulär. Dies ist bisher nur für Mineralstoffe und Omega-3-Fettsäuren möglich, die man in der Zelle der roten Blutkörperchen messen kann. Derartige Messtechniken, die Standardlabore, da sie nur mit Großgeräten arbeiten, nicht anbieten, nennt man Vollblutanalysen. Allerdings bleibt auch hier wieder das Problem mit den Ziel- bzw. Referenzwerten,   da   wiederum Bevölkerungsdurchschnittswerte verwendet werden. Seit kurzem erst ist es möglich durch eine spezielle Messtechnik in einer Untergruppe der weißen Blutkörperchen, den sogenannten B- und T-Lymphozyten, eine Langzeitanalyse zur Nährstoffversorgung dieser Zellen durchzuführen. Nicht verwunderlich ist eine mögliche Diskrepanz zwischen diesen Ergebnissen und den im Serum oder auch im Vollblut gemessenen Werten.

Bei dieser zellulären Mikronährstoffanalyse (von Cell Science Systems GmbH) wird die Zellproliferation, also die Fähigkeit der Zellteilung, zugrunde gelegt, denn diese Fähigkeit ist abhängig von den zugeführten Nährstoffen und den intrazellulären Nährstoffspeichern. Zur Messung der Zellvermehrung (Proliferation genannt) wird eine mehrtägige Zellkultur angelegt, um die biologische Funktion der Lymphozyten zu erfassen.

Darüberhinaus wird die antioxidative Kapazität für den individuellen Zellschutz gemessen und welche Antioxidantien, auch Radikalfänger genannt, genau individuell geeignet sind um Zellschäden zu reparieren. Hier eine Übersicht über die aktuell gemessenen Mikronährstoffe:

Vitamine
Thiamin (Vitamin B1), Riboflavin (Vitamin B2), Nicotinamid (Niacin, Vitamin B3), Pantothensäure (Vitamin B5), Pyridoxin (Vitamin B6), Biotin (Vitamin B7/H), Folat/Folsäure (Vitamin B9), Cobalamin (Vitamin B12), Vitamin A, Vitamin C, Vitamin D, Vitamin E (Delta-Tocotrienol), Vitamin K1, Vitamin K2-MK4, Vitamin K2-MK7

Mineralien
Bor, Chrom, Eisen, Jod, Kalzium, Kupfer, Lithium, Magnesium, Mangan, Molybdän, Selen, Strontium, Vanadium, Zink

Aminosäuren
L-Arginin, L-Asparagin, L-Cystein, L-Glutamin, L-Glycin, L-Histidin, L-Isoleucin, L-Leucin, L-Lysin, L-Methionin, L-Phenylalanin, L-Serin, L-Taurin, L-Threonin, L-Tryptophan, L-Tyrosin, L-Valin

Andere
Coenzym Q10, L-Carnitin, Cholin, Docosahexaensäure (DHA/Omega 3), Eicosapentaensäure (EPA/Omega 3), Glutathion, Inositol, Liponsäure, Ölsäure (Omega 9)

Abhängig vom Testergebnis kann dann ein personenspezifisches Nahrungsergänzungsmittel, das alle fehlenden Mikronährstoffe enthält, hergestellt werden. Das erspart die Einnahme zahlreicher Einzelsubstanzen. Was kann man tun, dass es gar nicht erst zu Mängeln kommt? Dieser Frage ist die Gesundheitsbehörde CDC (Center for Disease Control), das amerikanische Pendant zum Robert-Koch-Institut, nachgegangen. Aus der Nährstoffdichte und dem täglichen Bedarf basierend auf einer Kalorienzufuhr von 2000 kcal pro Tag entwickelte sie einen „Nutrient Density Score", den 41 von 47 untersuchte Obst- und Gemüsesorten mehr oder weniger erreichten. Bewertet wurde deren Gehalt an Kalium, Ballaststoffen, Protein, Kalzium, Eisen, Thiamin, Riboflavin, Niacin, Folat, Zink, Vitamin A, B6, B12, C, D, E und K. Je höher die Punktzahl desto mehr Energie und Schutz bedeutet dies für den Körper. In der nachfolgenden Tabelle finden Sie die jeweiligen Obst- und Gemüsearten nach ihrem Score aufgelistet. Am besten schnitten Kreuzblütler und Blattgemüse ab, Früchte fanden sich nur im unteren Scorebereich:

Obst- bzw. Gemüsesorte	Nutrient Density Score
Brunnenkresse	100.00
Chinakohl	91.99
Mangold	89.27
Rote-Beete-Blätter	87.08
Spinat	86.43
Chicorée	73.36
Blattsalat	70.73
Petersilie	65.59
Römersalat	63.48
Blattkohl	62.49
Rübengrün	62.12
Brauner Senf	61.39
Endivie	60.44
Schnittlauch	54.80
Grünkohl	49.07
Löwenzahnblätter	46.34
Paprika rot	41.26
Rucola	37.65
Brokkoli	34.89
Kürbis	33.82
Rosenkohl	32.23
Lauchzwiebel	27.35
Kohlrabi	25.92
BlumenkohlKohl	25.13
Kohl	24.51
Karotte	22.60
Tomate	20.37
Zitrone	18.72
Eisbergsalat	18.28
Erdbeere	17.59
Radieschen	16.91
Winterkürbisse	13.89
Orange	12.91
Limette	12.23
Grapefruit rot	11.64
Steckrübe	11.58
Speiserübe	11.43
Brombeere	11.39
Lauch	10.69

Obst- bzw. Gemüsesorte	Nutrient Density Score
Süßkartoffel	10.51
Grapefruit weiß	10.47

Ein Wort zu Multivitaminpräparaten. Ideal wäre natürlich „Richtiges Essen" -deswegen hat man ja auch diesen „Nutrient Density Score" geschaffen-, dann bräuchte man keine Supplemente. Viele Multivitaminprodukte sind unterdosiert und enthalten möglicherweise nicht die Mikronährstoffe, die gerade fehlen. Eine derartige Supplementierung kommt dem „Gießkannen-Prinzip" sehr nah. Nichtsdestotrotz sehe ich bei Menschen, die Multivitamine einnehmen, viel seltener eine Unterversorgung in dem erwähnten zellulären Mikronährstofftest. Allerdings bin ich der Meinung, dass ohne eine Blutuntersuchung keine sinnvolle Supplementierung möglich ist. Selbstverständlich ist mir bewusst, dass man dafür Geld in die Hand nehmen muss. Was Sie übrigens beim Kauf von Supplementen unbedingt beachten sollten: kaufen Sie Supplemente, die frei von Rieselhilfen wie Siliziumdioxid, Transfetten (Magnesiumstearat) oder Zusatzstoffen wie beispielsweise Titandioxid, Carrageen oder PEG sind. Idealerweise sollten Kapseln als Füllstoff ausschließlich Zellulose enthalten.

Mikronährstoffe

Unser Körper ist eine große biochemische Fabrik, wo viele hundert Stoffwechselprozesse täglich ablaufen, die das Vorhandensein zahlreicher Mikronährstoffe voraussetzen. Sind die Mikronährstoffe nicht in notwendiger Menge vorhanden, funktioniert das Immunsystem nicht mehr perfekt, wobei die Konsequenzen teils erst nach längerem und gravierenderen Mangel offensichtlich werden. Vor der Supplementierung sollte erst der Status quo des Mikronährstoffhaushalts analysiert werden, damit eine individuelle bedarfsorientierte Therapie eingeleitet werden kann, nach dem Prinzip: „Messen" – „Supplementieren" – „Messen"!

7

Wie Ernährung mein Immunsystem unterstützen kann

Nichts ist so kontrovers diskutiert, wie die Frage nach dem was richtige Ernährung ist. Ich bin weder Ernährungsspezialistin noch will ich in diesem Buch als Ernährungsapostel auftreten. In Ergänzung zu Kap. 4 (Abschn. 4.1 „Laktobazillen und Bifidobakterien auffüllen mit Probiotika" und 4.3 „Präbiotisch essen, um A. muciniphila, F. prausnitzii und Bifidobakterien zu füttern") und Kap. 6 möchte ich hier grundsätzliche, wenngleich durchaus kontrovers diskutierte, Punkte ansprechen. Von dem bereits eingangs zitierten Arzt Hippokrates von Kos stammt der Rat: „Lass die Nahrung deine Medizin sein und Medizin deine Nahrung".

Davon sind wir heute mit unserer „westlichen Wohlstandsernährung" mit hochverarbeiteten Lebensmitteln ganz weit entfernt. Tierprodukte aus industrieller Landwirtschaft, kommerzielle Fischfarmen (Aquakultur genannt), künstlich gereiftes Obst und Gemüse, E-Stoffe, vegane Fleischersatzprodukte und Light-Produkte mit den schon in Kap. 3 erwähnten Süßstoffen, Pestizide, Herbizide (beispielsweise Glyphosat), Fungizide, toxische Metalle wie beispielsweise Arsen, Quecksilber, Blei, Cadmium und auch Mikroplastik in Fischen oder Meeresfrüchten – das alles fordert unser Immunsystem heraus.

© Der/die Autor(en), exklusiv lizenziert an Springer-Verlag GmbH, DE, ein Teil von Springer Nature 2023
E. E. Heßdörfer, *Chronische Blasenentzündungen*,
https://doi.org/10.1007/978-3-662-64521-5_7

Aber auch als wertvoll bezeichnete Nahrungsmittel können durchaus schädigende Inhaltsstoffe haben. Das gilt ganz besonders für Pflanzen.

Lektine

Da Pflanzen nicht einfach fliehen können und anders als Tiere keine Krallen oder Zähne haben, schützen sie sich durch Fraßschutzstoffe, die sich meist in der Schale befinden. Lektin ist der Oberbegriff für eine Reihe von Pflanzengiftstoffen, die aus großen Eiweißen bestehen. Man nennt diese Lektine auch Antinährstoffe, denn sie hemmen die Enzyme von Fressfeinden oder Krankheitserregern und schützen so die Pflanze.

Auch Samen, Körner, Blätter, Schalen und Nüsse enthalten Lektine unterschiedlichster Art und Konzentrationen.

Der amerikanische Herzchirurg Steven R. Gundry hat sich in seinem umstrittenen Buch „Böses Gemüse" ausführlich mit dem Thema Lektine in Nahrungsmitteln beschäftigt. Auch die amerikanischen Wissenschaftler Paul und Shou-Ching Jaminet kommen in ihrem Buch „Perfect Health Diet-Die sicherste Art sich zu ernähren" teilweise zu ähnlichen Ansichten in puncto Lektine. Der amerikanische Arzt Paul Saladino ist mit seinem Buch „Fleisch for Life!: Warum Vegan krank macht und Fleisch uns heilt" noch radikaler.

Warum sind Lektine so problematisch? Lektine können sich an alle Moleküle im Körper binden, die Kohlenhydrate enthalten. Daher können Lektine sich an die Darmschleimhaut binden, die Zellfortsätze der Darmschleimhaut schädigen und diese durchlässiger für schädliche Giftstoffe machen. Außerdem haben die Lektine als Antinährstoffe die unschöne Eigenschaft auch unsere Verdauungsenzyme zu hemmen, so dass die Mikronährstoffe, die Pflanzen enthalten, nicht mehr von unserem Körper aufgenommen werden können. Das sicher bekannteste Lektin ist das Klebereiweiß Gluten, das in allen Getreidesorten enthalten ist. Am problematischsten ist aber -wie schon in Kap. 3.3 Leaky Gut und Silent Inflammation ausgeführt- Gliadin, das Bestandteil des Glutens ist, aber nur in Weizen, Dinkel, Grünkern, Kamut, Emmer und Einkorn vorkommt. Roggen und Gerste enthalten kein Gliadin, Hafer weder Gliadin noch Gluten. Allerdings können diese Getreidesorten durch Mühle, Abfüllung oder Bäckerei mit Weizen kontaminiert werden. Bei Hafer ist daher darauf zu achten, dass er tatsächlich glutenfrei ist, was auf der Packung extra vermerkt ist. Buchweizen, Quinoa und Amaranth sind glutenfrei. Gliadin macht etwa 80 % der Proteine in Weizen aus. Aber neben dem Gliadin enthält Weizen ein weiteres Lektin, das Weizenkeimagglutinin (WGA), das ebenfalls die Darmwand schädigt. Weizenkeimagglutinin ist die Ausnahme unter den Lektinen, da es nicht wie andere Lektine ein großes, sondern ein sehr kleines Eiweiß ist. Somit kommt es auch leichter durch die Darmwand. Der höchste Anteil des WGA ist in Kleie. So enthält Weißbrot Gliadin, aber kein Weizenkeimagglutinin, das vermeintlich gesunde Vollkornbrot dagegen Gliadin und zusätzlich das Weizenkeimagglutinin. Hinzu kommt, dass WGA an Insulinrezeptoren bindet. Dies führt unter anderem auch zu einer Insulinresistenz mit der Gefahr der Entstehung eines Typ-2-Diabetes.

Fakt ist, dass Getreide schon längst durch unzählige Züchtungen von Menschenhand manipuliert wurde. So wurden Lektine in das Getreide hineingezüchtet wurden, um Fressfeinde abzuhalten und so den Ernteertrag zu steigern. Dies gilt besonders für den modernen Hybridweizen.

Also grundsätzlich kein Getreide mehr? Man kann zugegebenermaßen hierzu geteilter Meinung sein. Jedenfalls ist zu beobachten, dass Menschen mit stillen Entzündungen zumeist vom Weglassen des gesamten Getreides profitieren, wenngleich dies den meisten Brot- und Pastaliebhabern äußerst schwerfällt. Ein individueller Nahrungsmitteltest (s. Kap. 8) kann klären, ob der Verzicht auf Getreide tatsächlich sinnvoll ist. Grundsätzlich sollten Menschen mit einer Insulinresistenz, also einer Vorstufe des Typ-2-Diabetes, bedenken, dass Getreide immerhin 70 g Kohlenhydrate pro 100 g enthalten, im Gegensatz zu getreidefreien Broten mit nur 20 bis 30 g Kohlenhydraten. Weißmehle führen außerdem auch zu einer Erhöhung des schlechten LDL-Cholesterins.

Aber natürlich gibt es Möglichkeiten Pflanzen bekömmlicher zu machen. Fermentieren oder Wässern und Ankeimen oder auch Erhitzen (gilt nicht für Getreide) sind Methoden, die Lektine zu minimieren. Dies nutzten und nutzen immer noch etliche Kulturen: Inder stellen Dosas durch das Fermentieren von Linsen und Reisteig her, Inkas nutzen Bakterien, um Lektine in Quinoa zu reduzieren. Japaner sind Meister im Fermentieren von Reis und Sojabohnen. Wir in Europa kennen den Sauerteig. Entscheidend für seine bessere Bekömmlichkeit ist aber, dass er nicht durch eine schnelle Fermentation mit Hefe oder Backtriebmittel hergestellt wird. „Overnight Oats" (also über Nacht eingeweichte Haferflocken) werden immer populärer. Inzwischen kann man – wenngleich bisher fast nur im Onlinehandel – bereits gekeimte Getreidemehle, Haferflocken, Sonnenblumenkerne, Buchweizen, Leinsamen oder gekeimten Reis kaufen. Für Hülsenfrüchte gilt, dass Erhitzen zu einer starken Verminderung des Lektingehaltes führt. Sojabohnen sollten immer nur fermentiert gegessen werden. Auch wenn sie nach der Herstellung pasteurisiert werden, wie dies bei Tempeh der Fall ist, ist das Produkt dann zwar nicht mehr lebendig, aber es ist lektinarm und mikronährstoffreich.

Ein weiterer Grundsatz bei Pflanzen gilt: Nicht nur die Schalen enthalten Lektine, sondern auch die Samen. Deswegen sollte Gemüse immer entkernt verspeist werden.

Sind Pflanzen nun wirklich problematisch für unsere Gesundheit? Sicher nicht. Das Problem ist aber, dass viele Menschen immer dasselbe essen, was früher oder später zu einer Immunreaktion führen kann. Unsere Vor-Ackerbau-Vorfahren hatten vermutlich noch bis zu 2.000 Pflanzen in ihrer Ernährung, die Gefahr aus einer einzelnen Pflanze war damit deutlich geringer als heute.

Omega-3- und Omega-6-Fettsäuren

In den letzten Jahrzehnten hat der Anteil an mehrfach ungesättigten Fettsäuren in unserem Essen erheblich zugenommen. Zu den mehrfach ungesättigten Fettsäuren zählen Omega-6- und Omega-3-Fettsäuren. Bei unseren Vorfahren und bei Naturvölkern lag bzw. liegt das Verhältnis zwischen Omega-3- und Omega-6-Fettsäuren bei 1:3. In der westlichen Ernährung ist das Verhältnis 1:10-50. Warum ist das so? Der hohe Anteil an Pflanzensamenölen, allen voran Sonnenblumenöl, mit ihrem hohen Gehalt an Omega-6-Fettsäuren auf der einen Seite und eine verminderte Aufnahme von fettem Fisch sind daran schuld. Denn Samen liefern viel mehr Öl als Blätter und sind somit kostengünstig. Sonnenblumenöl ist beispielsweise in Chips, Pommes frites, aber auch in veganen Brotaufstrichen. Aus Omega-6-Fettsäuren entstehen entzündungsfördernde, aus Omega-3-Fettsäuren hingegen entzündungshemmende Wirkstoffe. Das Dilemma: Ein Zuviel an Omega-6 im Körper bewirkt eine Blockade von Omega-3 und verhindert eine Umwandlung in die entzündungshemmende Wirkungsform. Omega-6-Fettsäuren, haben als ungesättigte Fettsäuren die unschöne Eigenschaft aufgrund ihrer Kohlenstoffbindungen leicht mit Sauerstoff zu reagieren, was sie so gefährlich für unsere Gesundheit werden lässt. Das gilt aber auch für die „guten" Omega-3-Fettsäuren, die ja auch ungesättigte Fettsäuren sind, wenn sie oxidiert sind. Bei dieser Reaktion der Fettsäuren mit Sauerstoff, Peroxidation genannt, entstehen giftige Verbindungen, die beispielsweise die DNA verändern, unsere Mitochondrien (sind unsere Energiekraftwerke) schädigen oder das LDL-Cholesterin oxidieren, was eine Atherosklerose begünstigt. Also besser auf ungesättigte Fettsäuren verzichten? Sicher nein. Denn der Körper benötigt mehrfach ungesättigte Fettsäuren, damit die äußere Hülle aller Körperzellen, besonders auch der Nerven- und Gehirnzellen, verformbar bleibt, was Voraussetzung für den laufenden Stoffaustausch ist. Der Körper kann diese Fettsäuren nicht selbst bilden, sondern sie müssen über die Nahrung aufgenommen werden; daraus resultiert die Zusatzbezeichnung „essentiell". Leinöl mit seiner Omega-3-haltigen Fettsäure Alpha-Linolensäure (ALA) kann nur zu 5–10 % bzw. 0,5 % zu den wichtigeren Omega-3-Fettsäuren Eicosapentaensäure (EPA) bzw. Docosahexaensäure (DHA) umgebaut werden. Außerdem oxidiert Leinöl ganz rasch in Kontakt mit Sauerstoff. Wir haben wenige Nahrungsmittel, die reich an Omega-3-Fettsäuren sind: fetter Kaltwasserfisch ist meist schwermetallbelastet und von den Nüssen und Ölen haben nur Walnüsse sowie Leinsamen ein ausgewogenes Verhältnis von Omega-3 zu Omega-6, so dass oft eine Supplementierung mit Omega-3 sinnvoll ist. Aber qualitativ schlechte Omega-3-Supplemente enthalten oftmals ranziges und somit oxidiertes Fischöl. Außerdem ist auch hier darauf zu achten, dass das Omega-3-Supplement von Schwermetallen gereinigt ist (wird von den Herstellern meist als gereinigt oder hochrein angegeben). Das Bundesinstitut für Risikobewertung empfiehlt durchschnittlich 1,5 Gramm EPA/DHA pro Tag. Die europäische Lebensmittelsicherheitsbehörde EFSA hält hingegen die Aufnahme von bis zu 5 Gramm EPA und DHA (in Kombination) für gesundheitlich unbedenklich an. Besser als eine „Blindtherapie" mit Omega-3-Fettsäuren, auch wenn diese nach neuesten Untersuchungen das Wachstum von A. muciniphila günstig beeinflussen, ist es, das Verhältnis Omega-6 zu Omega-3 in der Wand der roten Blutkörperchen (Erythrozyten) oder indirekt durch die Zellversorgung des Lymphozyten (Kap. 6) zu messen.

Welche Omega-6-haltigen Lebensmittel sollten gemieden werden?

Pflanzen(samen)öle: Der Gehalt an Omega-6-Fettsäuren von Weizenkeimöl beträgt 88%, bei Distelöl sind es 75%, bei Traubenkernöl 70%, bei Sonnenblumenöl 63%, bei Sojaöl 55%, bei Maisöl 54%, bei Distelöl 75% und bei Rapsöl immerhin noch 18%.

Gute Öle sind tierische Fette wie Rinderschmalz, Milchfette wie Heumilch- oder Weidebutter (nur Produkte von grasgefütterten Kühen enthalten im Fett das günstige Omega-6-zu-Omega-3-Verhältnis von 1,2:1), Sahne (enthält kaum noch Milcheiweiß) oder Ghee (geklärte Butter ohne Milcheiweiß). Pflanzliche Alternativen sind Pflanzenöle mit einem niedrigen Gehalt an Omega-6-Fettsäuren wie Kokosöl, Kokosnussmilch und Macadamianussöl sowie mit einem moderatem Anteil von Omega-6-Fettsäuren wie Olivenöl, Avocadoöl, Cashew- , Mandel- und Pistazienmus.

Weizen, Roggen und Mais haben ebenfalls einen hohen Omega-6-Gehalt. Deswegen sind tierische Produkte von nicht grasgefütterten Tieren (gilt auch für Milch und Milchprodukte) genauso wie Fische aus Aquakultur, die mit pflanzlichem Omega-6-haltigen Futter gefüttert werden (und oft mit Rückständen von Antibiotika oder Parasiten belastet sind), problematisch für unsere Gesundheit.

Zucker

Dass Zucker nicht gesund ist, weiß inzwischen jedes Kind. Aber mit dem Weglassen des Haushaltszuckers ist es nicht getan, denn Zucker ist in ganz vielen Fertigprodukten zu finden ist. Haushaltszucker ist ein Disaccharid und besteht aus Glukose und Fruktose. Glukose ist ein „guter" Zucker, solange er in Maßen konsumiert wird. Anders ist das mit Fruktose, dem Fruchtzucker, der früher als gesund galt und Diabetikern empfohlen wurde, da er insulinunabhängig verstoffwechselt wird. Heute weiß man, dass gerade Fruktose in Verbindung mit den in so vielen Lebensmitteln versteckten Omega-6-Fettsäuren die Blutfettwerte erhöht und das Wachstum von Fäulnisbakterien fördert, bei deren Zerfall Endotoxine freigesetzt werden, die ein Leaky Gut und eine stille Entzündung auslösen wie in Kap. 3.3 ausgeführt.

Wir nehmen Fruktose durch Obst, das ja allgemein als gesund gilt, Trockenfrüchte -diese haben einen noch höheren Anteil an Fruktose als frisches Obst- oder zuckerhaltige Pflanzen wie Karotten und rote Beete auf. Der größte Fruktoseanteil stammt aus gesüßten Produkten wie Süßigkeiten und zuckerhaltigen Getränken. Die Süßungskraft von Fruktose ist deutlich höher als von Glukose, daher ist Fruktose in der Lebensmittelindustrie beliebter als der aus Zuckerrohr oder Zuckerrüben gewonnene, teurere Haushaltszucker. Am kostengünstigsten ist der fruktosereiche Maissirup (high-fructose corn syrop, HFCS oder Isoglucose genannt), der -wie schon in Kap. 3.3 ausgeführt- Auslöser eines Leaky Gut ist.

> Auf die Deklarierung des high-fructose corn syrop, HFCS (auch auf der Verpackung als Maissirup oder Isoglucose bezeichnet) sollten Sie beim Einkaufen achten und entsprechende Produkte meiden!

Beeren weisen den geringsten Fruktoseanteil aller Früchte auf, allein deswegen sind sie anderem Obst vorzuziehen. Zudem haben Beeren mit ihrem hohen Polyphenolgehalt den Vorteil, dass unsere Darmbakterien Beeren lieben, wie Sie bereits in Kap. 4 gelernt haben. Grundsätzlich ist Gemüse dem Obst definitiv vorzuziehen. Maximal ein Apfel oder eine Banane pro Tag sind im Blick auf den Fruktosegehalt bereits ausreichend.

Fleisch

Biologisch, weidegefüttert oder wildgefangen sind die wichtigsten Qualitätsmerkmale für Fleisch. Das ist allerdings nicht gleichbedeutend mit artgerechter Haltung und Biofütterung, denn das Biofutter könnte ja durchaus Getreide oder Mais sein und wäre dann wegen seines Omega-6-Gehaltes nicht empfehlenswert. Die Weidetiere sollten im Sommer Gräser und Kräuter und im Winter Heu bekommen. Leider gibt es nur wenige Bezugsquellen für Weidefleisch, das diesen Kriterien standhält. Interessierten sei beispielsweise die Plattform zur Förderung der regenerativen Landwirtschaft in Deutschland, Österreich und Schweiz (www.soilify.de) empfohlen, wo Sie entsprechende Biobauernhöfe finden.

Lamm und Wild sind daher am idealsten. Zurückhaltung gilt für verarbeitete Wurstwaren, die Zucker sowie Konservierungsstoffe wie z. B. Nitrite oder Aromastoffe enthalten.

Milch und Milchprodukte

Milch pur ist entgegen den Werbeaussagen nur für Säuglinge sinnvoll. Denn Milch enthält wachstumsstimulierende Faktoren, die unsere Gene negativ beeinflussen und sich somit negativ auf unsere Gesundheit auswirken. Das gilt für alle Kuhmilchprodukte, also auch für fermentierte, so dass diese nicht in allzu großen Mengen verzehrt werden sollten. Schaf-und Ziegenmilchprodukte enthalten hingegen weniger Wachstumsfaktoren. Aber -wie Sie ja schon in Kap. 4.4 erfahren haben- ist tierisches Eiweiß ohnehin für unser Darmmikrobiom ungünstiger als pflanzliches Eiweiß.

Welche ist nun die beste Ernährungsform für unser Darmmikrobiom?

Eine abschließende Antwort gibt es derzeit nicht, da es bisher zu wenige und teilweise widersprüchliche Studiendaten gibt, was möglicherweise auch auf unterschiedliche Untersuchungsmethoden zurückzuführen ist. Die Mittelmeerdiät, besonders wenn sie mehr pflanzenorientiert ist, schneidet derzeit am besten ab. Laktobazillen, Bifidobakterien, kurzkettige Fettsäuren und Bakteriendiversität nehmen zu, Proteolyten nehmen ab. Die vegane/vegetarische Ernährungsform landet auf Platz zwei: sie führt zwar zur Abnahme von Bifidobakterien, aber einer Zunahme von F. prausnitzii und Bacteroidetes; allerdings nehmen auch Proteolyten zu; ob sich die Bakteriendiversität und die kurzkettigen Fettsäuren tatsächlich erhöhen ist unklar. Die „Western Diet" (viel Fett, viel tierisches Eiweiß und Zucker), die ketogene Diät (viel Fett und wenig Kohlenhydrate), die FODMAP-arme Diät und auch eine glutenfreie Diät (in einer vierwöchigen Studie bei Gesunden) führen zu einer Abnahme der Bakteriendiversität und sind allesamt somit nicht förderlich für unser Darmmikrobiom.

Zum Abschluss noch ein Wort zu gentechnisch veränderten Lebensmitteln. Diese sind zwar in der EU verboten. Allerdings importiert die EU genverändertes Soja als Tierfutter, was auf den jeweiligen tierischen Lebensmitteln nicht deklariert wird. Bei Bio-Lebensmitteln ist Gentechnik hingegen grundsätzlich verboten.

8

Weitere Labortests

Neben dem **Vaginalstatus** (Kap. 2), der **Stuhlanalyse** (Kap. 4), dem **hochsensitiven CRP,** kurz hsCRP (Kap. 3.3; bitte beachten Sie dass der Cut-off-Wert für eine Silent Inflammation idealerweise < 0,56 mg/l oder zumindest <1,0 mg/l sein sollte entgegen der vom jeweiligen Labor angegebenen Normwerte), den **Mikronährstoffen** -vor allem **Vitamin D** (Kap. 6), **Zonulin, I-FABP** sowie **kurzkettigen Fettsäuren, I-FABP** (Kap. 4) und dem proentzündlichen Zytokin **RANTES,** das hauptsächlich aus versteckten, im normalen Röntgen nicht feststellbaren Kieferknochenherden nach Zahnextraktion oder um einen wurzelbehandelten Zahn stammt (Kap. 5) können weitere Labortests sinnvoll sein, um zusätzliche Störfelder, die der Gesundung im Wege stehen, herauszufinden. Alle Tests werden nicht von den gesetzlichen Krankenkassen erstattet.

8.1 Nahrungsmittelunverträglichkeitstests

Wenn man sich mit dem Darm und damit zwangsläufig mit der Ernährung beschäftigt, stellt sich natürlich auch die Frage, ob nicht auch Nahrungsmittelunverträglichkeiten bestehen. Dann kann mög-

E. E. Heßdörfer, *Chronische Blasenentzündungen,* https://doi.org/10.1007/978-3-662-64521-5_8

licherweise gutes Essen das Gegenteil bewirken. Eine Nahrungsmittel-unverträglichkeit ist eine anormale Reaktion des Verdauungssystems oder des Immunsystems auf ein oder mehrere Lebensmittel oder Lebensmittelarten. Ein Grund kann sein, dass der Körper nicht die Enzyme produziert, die er braucht, um das betreffende Lebensmittel richtig zu verdauen. Beispiele dafür sind die Laktose- oder Fruktose-intoleranz. In Zusammenhang mit chronischen Blasenentzündungen ohne Darmprobleme ist diese Ursache sehr unwahrscheinlich. Interessanter ist es herauszufinden, ob einzelne Nahrungsmittel im Darm eine fälschliche Aktivierung von Immunzellen auslösen und so die Grundlage für eine stille Entzündung des Immunsystems schaffen.

Anders als bei klassischen Nahrungsmittelallergien, die eine kurz-fristige oft heftige Sofortreaktion auf ein bestimmtes Lebensmittel mit Darmproblemen, Hautausschlägen oder Atemnot auslösen und in der Regel bereits im Kindesalter und nicht erst bei Erwachsenen auftreten, bleibt eine Unverträglichkeit oft unbemerkt oder tritt erst verzögert auf. Handelsübliche Nahrungsmittelunverträglichkeitstests auf IgG-Antikörper sind allerdings nicht unumstritten. IgG-Antikörper gegen Lebensmittel zu haben bedeutet zwar, dass ein bestimmtes Lebensmittel gegessen wurde, aber der Nachweis ist nicht gleichbedeutend mit einer Abwehrreaktion des Immunsystems. Außerdem enthalten Lebensmittel neben Proteinen (gegen die sich in der Regel die Antikörperbildung richtet) auch andere Stoffe wie Fette, Kohlenhydrate, Wirk- und Vital-stoffe und Zusatzstoffe. Denn diese können ebenfalls eine Immun-reaktion auslösen. Beim Alcat-Test (Cell Science Systems GmbH) werden vor allem die angeborenen Immunzellen, genauer gesagt die Granulozyten, die mit rund 80 % die Hauptvertreter der weißen Blut-körperchen (Leukozyten) sind, getestet. Der Alcat-Test misst die Ver-änderung des Volumens, der Größe und der Anzahl der Immunzellen, die mit einer entzündungsauslösenden Zellaktivierung einhergehen. Der berechnete Reaktionsgrad spiegelt wider wie ausgeprägt die Zellreaktion auf das bestimmte Lebensmittel ist und wie lange eine Nahrungskarenz des bestimmten Lebensmittels sinnvoll ist. Im schlimmsten Fall platzt die Immunzelle, was durch die Abnahme der Zellanzahl ersichtlich wird. Dabei wird die Zellmembran aufgebrochen und die Zellinhalte ins Blut oder Gewebe herausgeschleudert. Dieser Vorgang ist hochgiftig und steht nach heutigem Forschungsstand mit vielen chronisch entzündlichen Erkrankungen in Zusammenhang. Diese zusätzliche Immunlast muss darüberhinaus auch abgebaut und entgiftet werden. Dadurch geht Kapazität für die Abwehr von Viren und Bakterien verloren.

8.2 Proteomisprofil

Das Proteomisprofil ist eine ganzheitliche Untersuchungsmethode, die die Ursachen von Beschwerden und Krankheiten aufdecken kann. Das menschliche Blut enthält nicht nur verschiedene Blutkörperchen, sondern eine große Menge an Eiweißstrukturen. Das Proteom stellt die Gesamtheit aller von unseren Zellen produzierten Eiweiße im Serum dar. Unsere Gene bestimmen die Synthese der Proteine. Aber im Gegensatz zum Genom ist das Proteom abhängig vom Gesundheitszustand sowie von äußeren Faktoren in seiner Zusammensetzung veränderlich. Diese Eiweißveränderungen lassen Aussagen über die Ursache und Art der Gesundheitsstörung zu. Vor 45 Jahren hat das Labor CEIA Lab sprl in Brüssel eine spezielle biochemische Laboruntersuchung für eine personalisierte Medizin entwickelt. Das Serumproteom ist ein Abbild der Systemregulation zwischen den Zellen und zwischen den unterschiedlichen Organsystemen. Immunsystem, Fettstoffwechsel und Hormonsystem werden in der Analyse erfasst. Ausgehend von einem Normwert, der sich aus der Gesamtheit der Messergebnisse der Datenbank der Proteomis errechnet, wird die individuelle Abweichung im Vergleich zu Gleichaltrigen bestimmt. Die Datenbank umfasst mehr als 2,5 Mio. Messdaten. Der Vorteil für den Patienten ist, dass beim funktionellen Eiweißprofil Veränderungen nachgewiesen werden können, bevor diese in der klassischen Laboranalyse sichtbar sind oder sich durch Organveränderungen zeigen. Außerdem ermittelt der Computer eine individuelle Therapie mit biologischen Medikamenten. Das Eiweißprofil eignet sich nicht nur bei chronischen Erkrankungen, sondern auch als Vorsorgeuntersuchung oder zur Früherkennung von Krankheiten.

Therapeuten finden Sie unter www.proteomis.com.de

8.3   Toxische Metalle

Wir leben in einer toxischen Umwelt. Da bleibt es nicht aus, dass wir toxische Metalle wie beispielsweise Arsen und Quecksilber, aber auch Cäsium, Cadmium und Blei mit der Nahrung aufnehmen, ohne es zu ahnen. Selbst Bioagrarprodukte sind davon nicht ausgenommen. Eine weitere Quelle sind Amalgamfüllungen.

Toxische Metalle lassen sich im Blut messen, wobei dies eher für eine kürzlich über die Nahrung aufgenommene Belastung spricht. Dennoch liefert die Untersuchung den Hinweis, dass es höchste Zeit ist, den Darm mit Bindemitteln wie Heilerde oder Zeolith (ähnlich wie bei einer Erhöhung der proteolytischen Bakterien im Darm wie in Kap. 4.4 beschrieben) zu entgiften, damit die Metalle nicht weiter in den Körper aufgenommen werden. Warum ist es gefährlich, wenn der Körper toxische Metalle aufnimmt? Toxische Metalle reichern sich gerne im Fettgewebe, dem Gehirn und der Leber an. Hier führen sie zu gesundheitlichen Problemen, weil sie normale Stoffwechselvorgänge behindern oder gar unmöglich machen. Sie inaktivieren Entgiftungsenzyme oder reduzieren die Aufnahme von Mineralstoffen wie Kalzium, Zink Eisen und Selen. Ob eine Ablagerung der toxischen Substanzen bereits der Fall ist, kann durch Injektion oder orale Gabe von sogenannten Chelatbildern, die toxische Metalle binden und sie über die Nieren ausschwemmen, getestet werden. Dazu wird Urin im Anschluss an die Chelatgabe in Speziallabors untersucht. Man nennt dies einen Provokationstest. Tests auf toxische Metalle im Blut oder im Urin werden von zahlreichen Speziallaboren angeboten. Der Vollständigkeit halber sei erwähnt, dass man auch in Haaranalysen toxische Metalle nachweisen kann, womit ich persönlich jedoch keine Erfahrung habe.

Je vielfältiger -allerdings auch kostenintensiver- die Diagnostiktests um so erfolgreicher ist die Therapie, denn nicht selten gibt es nur eine einzige Ursache für chronische Blasenentzündungen. Aber natürlich ist auch ein schrittweises Vorgehen möglich. Manchmal kann alleine schon die Gabe von Vitamin D Blasenentzündungen zum Verschwinden bringen. Machen Sie auf jeden Fall schon mal den ersten Schritt in Richtung ganzheitliche Medizin.

Weiterführende Literatur

Vorwort

Worby CJ, Schreiber HL 4th, Straub TJ, van Dijk LR, Bronson RA, Olson BS, Pinkner JS, Obernuefemann CLP, Muñoz VL, Paharik AE, Azimzadeh PN, Walker BJ, Desjardins CA, Chou WC, Bergeron K, Chapman SB, Klim A, Manson AL, Hannan TJ, Hooton TM, Kau AL, Lai HH, Dodson KW, Hultgren SJ, Earl AM (2022) Longitudinal multi-omics analyses link gut microbiome dysbiosis with recurrent urinary tract infections in women. Nat Microbiol 7(5):630–639. https://doi.org/10.1038/s41564-022-01107-x. Epub 2022 May 2. PMID: 35505248; PMCID: PMC9136705

Nausch B, Bittner CB, Höller M, Abramov-Sommariva D, Hiergeist A, Gessner A (2022) Contribution of symptomatic, herbal treatment options to antibiotic stewardship and microbiotic health. Antibiotics (Basel) 11(10):1331. https://doi.org/10.3390/antibiotics11101331.PMID:362899 88;PMCID:PMC9598931

Graziani C, Laterza L, Talocco C, Pizzoferrato M, Di Simone N, D'Ippolito S, Ricci C, Gervasoni J, Persichilli S, Del Chierico F, Marzano V, Mortera SL, Primiano A, Poscia A, Ponziani FR, Putignani L, Urbani A, Petito V, Di Vincenzo F, Masi L, Lopetuso LR, Cammarota G, Romualdi D, Lanzone A, Gasbarrini A, Scaldaferri F (2022) Intestinal permeability and dysbiosis in female patients with recurrent cystitis: a pilot study. J Pers Med 12(6):1005. https://doi.org/10.3390/jpm12061005.PMID:35743789;PMCID: PMC9225239

Kapitel 1

Leitlinienprogramm DGU (2017) Interdisziplinäre S3 Leitlinie: Epidemiologie, Diagnostik, Therapie, Prävention und Management unkomplizierter, bakterieller, ambulant erworbener Harnwegsinfektionen bei erwachsenen Patienten. Langversion 1.1-2, AWMF Registernummer: 043/044. http://www.awmf.org/uploads/tx_szleitlinien/043-044l_S3_Harnwegsinfektionen pdf. Zugegriffen: 5. Febr. 23

Hessdoerfer E, Jundt K, Peschers U (2011) Is a dipstick test sufficient to exclude urinary tract infection in women with overactive bladder? Int Urogynecol J 22(2):229–232. https://doi.org/10.1007/s00192-010-1263-5. Epub 2010 Sep 14 PMID: 20838986

Gágyor I, Bleidorn J, Kochen MM, Schmiemann G, Wegscheider K, Hummers-Pradier E (2015) Ibuprofen versus fosfomycin for uncomplicated urinary tract infection in women: randomised controlled trial. BMJ 23(351):h6544. https://doi.org/10.1136/bmj.h6544.PMID:26698878;PM CID:PMC4688879

Wagenlehner FM, Abramov-Sommariva D, Höller M, Steindl H, Naber KG (2018) Non-antibiotic herbal therapy (BNO 1045) versus Antibiotic therapy (Fosfomycin Trometamol) for the treatment of acute lower uncomplicated urinary tract infections in women: a double-blind, parallel-group, randomized, multicentre, non-inferiority phase III trial. Urol Int 101(3):327–336. https://doi.org/10.1159/000493368. Epub 2018 Sep 19. PMID: 30231252; PMCID: PMC6262678

Robert Koch-Institut: ARS. https://ars.rki.de, Datenstand: <23.01.2023>

Worby CJ, Schreiber HL 4th, Straub TJ, van Dijk LR, Bronson RA, Olson BS, Pinkner JS, Obernuefemann CLP, Muñoz VL, Paharik AE, Azimzadeh PN, Walker BJ, Desjardins CA, Chou WC, Bergeron K, Chapman SB, Klim A, Manson AL, Hannan TJ, Hooton TM, Kau AL, Lai HH, Dodson KW, Hultgren SJ, Earl AM (2022) Longitudinal multi-omics analyses link gut microbiome dysbiosis with recurrent urinary tract infections in women. Nat Microbiol 7(5):630–639. https://doi.org/10.1038/s41564-022-01107-x. Epub 2022 May 2. PMID: 35505248; PMCID: PMC9136705

Nausch B, Bittner CB, Höller M, Abramov-Sommariva D, Hiergeist A, Gessner A (2022) Contribution of symptomatic, herbal treatment options to antibiotic stewardship and microbiotic health. Antibiotics (Basel) 11(10):1331. https://doi.org/10.3390/antibiotics11101331.PMID:362899 88;PMCID:PMC9598931

Williams G, Hahn D, Stephens JH, Craig JC, Hodson EM. Cranberries for preventing urinary tract infections. CochraneDatabase of Systematic Reviews 2023, Issue 4. Art. No.: CD001321. DOI: https://doi.org/10.1002/14651858.CD001321.pub6.

Konwar M, Gogtay NJ, Ravi R, Thatte UM, Bose D (2022) Evaluation of efficacy and safety of fosfomycin versus nitrofurantoin for the treatment of uncomplicated lower urinary tract infection (UTI) in women – a systematic review and meta-analysis. J Chemother 34(3):139–148. https://doi.org/10.1080/1120009X.2021.1938949. Epub 2021 Jun 21 PMID: 34151754

Huttner A, Kowalczyk A, Turjeman A, Babich T, Brossier C, Eliakim-Raz N, Kosiek K, Martinez de Tejada B, Roux X, Shiber S, Theuretzbacher U, von Dach E, Yahav D, Leibovici L, Godycki-Cwirko M, Mouton JW, Harbarth S (2018) Effect of 5-day nitrofurantoin vs single-dose fosfomycin on clinical resolution of uncomplicated lower urinary tract infection in women: a randomized clinical trial. JAMA 319(17):1781–1789. https://doi.org/10.1001/jama.2018.3627. PMID: 29710295; PMCID: PMC6134435

https://d56bochluxqnz.cloudfront.net/documents/full-guideline/EAU-Guidelines-on-Urological-Infections-2022.pdf. Zugegriffen: 5. Febr. 23

Cho I, Blaser MJ (2012) The human microbiome: at the interface of health and disease. Nat Rev Genet 13(4):260–270. https://doi.org/10.1038/nrg3182.PMID:22411464;PMCID:PMC3418802

Wolfe AJ, Toh E, Shibata N, Rong R, Kenton K, Fitzgerald M, Mueller ER, Schreckenberger P, Dong Q, Nelson DE, Brubaker L (2012) Evidence of uncultivated bacteria in the adult female bladder. J Clin Microbiol 50(4):1376–83. https://doi.org/10.1128/JCM.05852-11. Epub 2012 Jan 25. PMID: 22278835; PMCID: PMC3318548

Williams G, Hahn D, Stephens JH, Craig JC, Hodson EM. Cranberries for preventing urinary tract infections. Cochrane Database of Systematic Reviews 2023, Issue 4. Art. No.: CD001321. DOI: https://doi.org/10.1002/14651858.CD001321.pub6

Kapitel 2

Mendling W (2019) Gynäkologische Infektionen. Frauenheilkunde up2date 13(2): 123–141. https://doi.org/10.1055/a-0820-9192

Chee WJY, Chew SY, Than LTL (2020) Vaginal microbiota and the potential of Lactobacillus derivatives in maintaining vaginal health. Microb Cell Fact 19(1):203. https://doi.org/10.1186/s12934-020-01464-4.PMID:33160356 ;PMCID:PMC7648308

Bacterial vaginosis. Guideline of the DGGG, OEGGG and SGGG (S2k-Level, AWMF Registry No. 015–028, June 2023). http://www.awmf.org/leitlinien/detail/II/015-028.html

Gilbert NM, O'Brien VP, Lewis AL (2017) Transient microbiota exposures activate dormant escherichia coli infection in the bladder and drive severe outcomes of recurrent disease. PLoS Pathog 13(3):e1006238. https://doi.org/10.1371/journal.ppat.1006238

Kapitel 3

Worby CJ, Schreiber HL 4th, Straub TJ, van Dijk LR, Bronson RA, Olson BS, Pinkner JS, Obernuefemann CLP, Muñoz VL, Paharik AE, Azimzadeh PN, Walker BJ, Desjardins CA, Chou WC, Bergeron K, Chapman SB, Klim A, Manson AL, Hannan TJ, Hooton TM, Kau AL, Lai HH, Dodson KW, Hultgren SJ, Earl AM (2022) Longitudinal multi-omics analyses link gut microbiome dysbiosis with recurrent urinary tract infections in women. Nat Microbiol 7(5):630–639. https://doi.org/10.1038/s41564-022-01107-x. Epub 2022 May 2. PMID: 35505248; PMCID: PMC9136705

Qin J, Li R, Raes J et al (2010) A human gut microbial gene catalogue established by metagenomic sequencing. Nature 464:59–65. https://doi.org/10.1038/nature08821

Cani PD, Amar J, Iglesias MA, Poggi M, Knauf C, Bastelica D, Neyrinck AM, Fava F, Tuohy KM, Chabo C, Waget A, Delmée E, Cousin B, Sulpice T, Chamontin B, Ferrières J, Tanti JF, Gibson GR, Casteilla L, Delzenne NM, Alessi MC, Burcelin R (2007) Metabolic endotoxemia initiates obesity and insulin resistance. Diabetes 56(7):1761–1772. https://doi.org/10.2337/db06-1491. Epub 2007 Apr 24 PMID: 17456850

Fan Y, Pedersen O (2021) Gut microbiota in human metabolic health and disease. Nat Rev Microbiol 19(1):55–71. https://doi.org/10.1038/s41579-020-0433-9. Epub 2020 Sep 4 PMID: 32887946

Sturgeon C, Fasano A (2016) Zonulin, a regulator of epithelial and endothelial barrier functions, and its involvement in chronic inflammatory diseases. Tissue Barriers 4(4):e1251384. https://doi.org/10.1080/21688370.2016.12 51384.PMID:28123927;PMCID:PMC5214347

König J, Wells J, Cani PD, García-Ródenas CL, MacDonald T, Mercenier A, Whyte J, Troost F, Brummer RJ (2016) Human intestinal barrier function in health and disease. Clin Transl Gastroenterol 7(10):e196. https://doi.org/10.1038/ctg.2016.54.PMID:27763627;PMCID:PMC5288588

Guo S, Al-Sadi R, Said HM, Ma TY (2013) Lipopolysaccharide causes an increase in intestinal tight junction permeability in vitro and in vivo by inducing enterocyte membrane expression and localization of TLR-4 and CD14. Am J Pathol 182(2):375–87. https://doi.org/10.1016/j.ajpath.2012.10.014. Epub 2012 Nov 29. PMID: 23201091; PMCID: PMC3562736

Imhann F, Bonder MJ, Vich Vila A, Fu J, Mujagic Z, Vork L, Tigchelaar EF, Jankipersadsing SA, Cenit MC, Harmsen HJ, Dijkstra G, Franke L, Xavier RJ, Jonkers D, Wijmenga C, Weersma RK, Zhernakova A (2016) Proton pump inhibitors affect the gut microbiome. Gut 65(5):740–8. https://doi.org/10.1136/gutjnl-2015-310376. Epub 2015 Dec 9. PMID: 26657899; PMCID: PMC4853569

Imhann F, Vich Vila A, Bonder MJ, Lopez Manosalva AG, Koonen DPY, Fu J, Wijmenga C, Zhernakova A, Weersma RK (2017) The influence of proton pump inhibitors and other commonly used medication on the gut microbiota. Gut Microbes 8(4):351–358. https://doi.org/10.1080/1949097 6.2017.1284732. Epub 2017 Jan 24

Rao RK, Samak G (2013) Protection and restitution of gut barrier by probiotics: nutritional and clinical implications. Curr Nutr Food Sci 9:99

Sender R, Fuchs S, Milo R (2016) Revised estimates for the number of human and bacteria cells in the body. PLoS Biol 14(8):e1002533. https://doi.org/10.1371/journal.pbio.1002533.PMID:27541692;PMCID: PMC4991899

Senchukova AM (2023) Microbiota of the gastrointestinal tract: friend or foe? World J Gastroenterol 29(1):19–42

Graziani C, Laterza L, Talocco C, Pizzoferrato M, Di Simone N, D'Ippolito S, Ricci C, Gervasoni J, Persichilli S, Del Chierico F, Marzano V, Mortera

SL, Primiano A, Poscia A, Ponziani FR, Putignani L, Urbani A, Petito V, Di Vincenzo F, Masi L, Lopetuso LR, Cammarota G, Romualdi D, Lanzone A, Gasbarrini A, Scaldaferri F (2022) Intestinal permeability and dysbiosis in female patients with recurrent cystitis: a pilot study. J Pers Med 12(6):1005. https://doi.org/10.3390/jpm12061005.PMID:35743789;PMCID: PMC9225239

Patangia DV, Anthony Ryan C, Dempsey E, Paul Ross R, Stanton C (2022) Impact of antibiotics on the human microbiome and consequences for host health. Microbiologyopen 11(1):e1260. https://doi.org/10.1002/mbo3.1260.PMID:35212478;PMCID:PMC8756738

Thaiss CA, Levy M, Grosheva I, Zheng D, Soffer E, Blacher E, Braverman S, Tengeler AC, Barak O, Elazar M, Ben-Zeev R, Lehavi-Regev D, Katz MN, Pevsner-Fischer M, Gertler A, Halpern Z, Harmelin A, Aamar S, Serradas P, Grosfeld A, Shapiro H, Geiger B, Elinav (2018) Hyperglycemia drives intestinal barrier dysfunction and risk for enteric infection. E Science 23;359(6382):1376–1383. https://doi.org/10.1126/science.aar3318. Epub 2018

Ogulur I, Pat Y, Aydin T, Yazici D, Rückert B, Peng Y, Kim J, Radzikowska U, Westermann P, Sokolowska M, Dhir R, Akdis M, Nadeau K, Akdis CA (2023) Gut epithelial barrier damage caused by dishwasher detergents and rinse aids. J Allergy Clin Immunol 151(2):469–484. https://doi.org/10.1016/j.jaci.2022.10.020. Epub 2022 Dec 1 PMID: 36464527

Kapitel 4

Bermudez-Brito M, Plaza-Díaz J, Muñoz-Quezada S, Gómez-Llorente C, Gil A (2012) Probiotic mechanisms of action. Ann Nutr Metab 61(2):160–174. https://doi.org/10.1159/000342079. Epub 2012 Oct 2 PMID: 23037511

Wastyk HC, Fragiadakis GK, Perelman D, Dahan D, Merrill BD, Yu FB, Topf M, Gonzalez CG, Van Treuren W, Han S, Robinson JL, Elias JE, Sonnenburg ED, Gardner CD, Sonnenburg JL (2021) Gut-microbiota-targeted diets modulate human immune status. Cell 184(16):4137–4153. e14. https://doi.org/10.1016/j.cell.2021.06.019. Epub 2021 Jul 12. PMID: 34256014; PMCID: PMC9020749

Rezac S, Kok CR, Heermann M, Hutkins R. Fermented Foods as a Dietary Source of Live Organisms. Front Microbiol. 2018 Aug 24;9: 1785. doi:

https://doi.org/10.3389/fmicb.2018.01785. PMID: 30197628; PMCID: PMC6117398.

https://amt-herborn.de/wp-content/uploads/delightful-downloads/2018/12/AMT-Konsensuskonferenz-2018-Ergebnisse.pdf

Lockyer S, Nugent AP (2017) Health effects of resistant starch. Nutr Bull 42:10–41. https://doi.org/10.1111/nbu.12244

Singh RK, Chang HW, Yan D, Lee KM, Ucmak D, Wong K, Abrouk M, Farahnik B, Nakamura M, Zhu TH, Bhutani T, Liao W (2017) Influence of diet on the gut microbiome and implications for human health. J Transl Med 15(1):73. https://doi.org/10.1186/s12967-017-1175-y.PMID:283889 17;PMCID:PMC5385025

Pérez-Jiménez J, Neveu V, Vos F, Scalbert A (2010) Identification of the 100 richest dietary sources of polyphenols: an application of the phenol-explorer database. Eur J Clin Nutr 64(Suppl 3):S112–S120. https://doi.org/10.1038/ejcn.2010.221. PMID: 21045839

Marques C, Dinis L, Barreiros Mota I, Morais J, Ismael S, Pereira-Leal JB, Cardoso J, Ribeiro P, Beato H, Resende M, Espírito Santo C, Cortez AP, Rosário A, Pestana D, Teixeira D, Faria A, Calhau C (2022) Impact of beer and nonalcoholic beer consumption on the gut microbiota: a randomized, double-blind, controlled trial. J Agric Food Chem 70(41):13062–13070. https://doi.org/10.1021/acs.jafc.2c00587. Epub 2022 Jun 15 PMID: 35834180

Peron G, Gargari G, Meroño T, Miñarro A, Lozano EV, Escuder PC, González-Domínguez R, Hidalgo-Liberona N, Del Bo› C, Bernardi S, Kroon PA, Carrieri B, Cherubini A, Riso P, Guglielmetti S, Andrés-Lacueva C. Crosstalk among intestinal barrier, gut microbiota and serum metabolome after a polyphenol-rich diet in older subjects with &;leaky gut: The MaPLE trial. Clin Nutr. 2021 Oct;40(10):5288–5297. doi: https://doi.org/10.1016/j.clnu.2021.08.027. Epub 2021 Sep 9. PMID: 34534897.

https://www.fodmaps.de/fodmap-liste/. Zugegriffen: 4. Dez. 2022

Dou Y, Yu X, Luo Y, Chen B, Ma D, Zhu J (2022) Effect of fructooligosaccharides supplementation on the gut microbiota in human: a systematic review and meta-analysis. Nutrients 14(16):3298. https://doi.org/10.3390/nu14163298.PMID:36014803;PMCID:PMC9413759

So D, Whelan K, Rossi M, Morrison M, Holtmann G, Kelly JT, Shanahan ER, Staudacher HM, Campbell KL (2018) Dietary fiber intervention on gut microbiota composition in healthy adults: a systematic review and meta-analysis. Am J Clin Nutr 107(6):965–983. https://doi.org/10.1093/ajcn/nqy041. PMID: 29757343

Cummings, JH, Macfarlane, GT, Englyst HN (2001) Prebiotic digestion and fermentation. Am J Clin Nutr 73(2):415s–420s. https://doi.org/10.1093/ajcn/73.2.415s 15s–420s, https://doi.org/10.1093/ajcn/73.2.415s

Raigond P, Dutt S, Singh B (2017) Resistant starch in food. In: Mérillon JM, Ramawat K (Hrsg) Bioactive molecules in food. Reference series in phytochemistry. Springer, Cham. https://doi.org/10.1007/978-3-319-54528-8_30-1

Sonia S, Witjaksono F, Ridwan R (2015) Effect of cooling cooked white rice on resistant starch content and glycemic response. Asia Pac J Clin Nutr 24:620–625

Lordan C, Thapa D, Ross RP, Cotter PD (2020) Potential for enriching next-generation health-promoting gut bacteria through prebiotics and other dietary components. Gut Microbes 11(1):1–20. https://doi.org/10.1080/19490976.2019.1613124. Epub 2019 May 22. PMID: 31116628; PMCID: PMC6973326

Bendiks ZA, Knudsen KEB, Keenan MJ, Marco ML (2020) Conserved and variable responses of the gut microbiome to resistant starch type 2. Nutr Res 77(May):12–28. https://doi.org/10.1016/j.nutres.2020.02.009. Epub 2020 Feb 22. PMID: 32251948; PMCID: PMC7295659

Cronin P, Joyce SA, O'Toole PW, O'Connor EM (2021) Dietary fibre modulates the gut microbiota. Nutrients 13(5):1655. https://doi.org/10.3390/nu13051655.PMID:34068353;PMCID:PMC8153313

Verhoog S, Taneri PE, Roa Díaz ZM, Marques-Vidal P, Troup JP, Bally L, Franco OH, Glisic M, Muka T (2019) Dietary factors and modulation of bacteria strains of akkermansia muciniphila and faecalibacterium prausnitzii: a systematic review. Nutrients 11(7):1565. https://doi.org/10.3390/nu11071565.PMID:31336737;PMCID:PMC6683038

https://www.medicalnewstoday.com/articles/318593#sources/. Zugegriffen: 5. Febr. 2023

Arifuzzaman M, Won TH, Li TT et al (2022) Inulin fibre promotes microbiota-derived bile acids and type 2 inflammation. Nature 611:578–584. https://doi.org/10.1038/s41586-022-05380-y

Yeoh BS, Saha P, Golonka RM, Zou J, Petrick JL, Abokor AA, Xiao X, Bovilla VR, Bretin ACA, Rivera-Esteban J, Parisi D, Florio AA, Weinstein SJ, Albanes D, Freeman GJ, Gohara AF, Ciudin A, Pericàs JM, Joe B, Schwabe RF, McGlynn KA, Gewirtz AT, Vijay-Kumar M (2022) Enterohepatic shunt-driven cholemia predisposes to liver cancer. Gastroenterology 163(6):1658–1671.e16. https://doi.org/10.1053/j.gastro.2022.08.033. Epub 2022 Aug 18. PMID: 35988658; PMCID: PMC9691575

Roussel C, Anunciação Braga Guebara S, Plante PL, Desjardins Y, Di Marzo V, Silvestri C. Short-term supplementation with ω-3 polyunsaturated fatty acids modulates primarily mucolytic species from the gut luminal mucin niche in a human fermentation system. Gut Microbes. 2022 Jan–Dec;14(1):2120344. doi: https://doi.org/10.1080/19490976.2022.212034 4. PMID: 36109831; PMCID: PMC9481098.

Zheng Y, Zhang Z, Tang P, Wu Y, Zhang A, Li D, Wang CZ, Wan JY, Yao H, Yuan CS. Probiotics fortify intestinal barrier function: a systematic review and meta-analysis of randomized trials. Front Immunol. 2023 Apr 24;14:1143548. doi: https://doi.org/10.3389/fimmu.2023.1143548. PMID: 37168869; PMCID: PMC10165082.

Kapitel 6

Nischwitz D Unsere Zähne und ihre Bedeutung für die Gesundheit des gesamten Körpers. ISBN: 9783442393435 https://www.dnaesthetics.de/wp-content/uploads/2016/04/Dna_Heft-BiologischeZHK_DE_Web.pdf. Zugegriffen: 28. Febr. 2023

Lechner J, Systematisch-ganzheitliche Wirkungen der aseptischen Osteonekrosen „Kieferostitis" und „NICO" im Kiefer. ISBN 978-3-931351-19-9

Kapitel 7

https://www.bmel.de/DE/themen/ernaehrung/gesunde-ernaehrung/nationale-verzehrsstudie-zusammenfassung.html/. Zugegriffen: 5. Febr. 2023

Gröber U, Kisters K Arzneimittel als Mikronährstoff-Räuber. 3., aktualisierte und erweiterte Auflage 2022 Wissenschaftliche Verlagsgesellschaft Stuttgart ISBN 978-3-8047-4328-1

Rabenberg M, Mensink GBM (2016) Vitamin-D-Status in Deutschland. J Health Monit 1(2). https://doi.org/10.17886/RKI-GBE-2016-036 Robert Koch-Institut, Berlin

Haghdoost S, Pazandeh F, Darvish S, Khabazkhoob M, Huss R, Lak TB (2019) Association of serum vitamin D levels and urinary tract infection in pregnant women: a case control study. Eur J Obstet Gynecol Reprod

Biol 243(Dec):51–56. https://doi.org/10.1016/j.ejogrb.2019.10.015. Epub 2019 Oct 21. PMID: 31671292

Steele I, Allright D, Deutsch R (2020) A randomized observational analysis examining the correlation between patients' food sensitivities, micronutrient deficiencies, oxidative stress response and immune redox status. Funct Foods Health Dis 10(3):127–138. https:/doi.org/10.31989/ffhd.v10i3.695

Di Noia J. Defining powerhouse fruits and vegetables: a nutrient density approach. Prev Chronic Dis. 2014 Jun 5; 11:E95. doi: https://doi.org/10.5888/pcd11.130390. PMID: 24901795; PMCID: PMC4049200.

https://www.bmel.de/DE/themen/ernaehrung/gesunde-ernaehrung/nationale-verzehrsstudie-zusammenfassung.html/

Kapitel 8

Jaminet P, Jaminet S-C (2018) Perfect Health Diet ISBN: 9783132401778

Rinninella E, Cintoni M, Raoul P, Lopetuso LR, Scaldaferri F, Pulcini G, Miggiano GAD, Gasbarrini A, Mele MC (2019) Food components and dietary habits: keys for a healthy gut microbiota composition. Nutrients 11(10):2393. https://doi.org/10.3390/nu11102393. PMID: 31591348; PMCID: PMC6835969

Kapitel 9

Ali A, Weiss TR, McKee D, Scherban A, Khan S, Fields MR, Apollo D, Mehal WZ (2017) Efficacy of individualised diets in patients with irritable bowel syndrome: a randomised controlled trial. BMJ Open Gastroenterol 4(1):e000164. https://doi.org/10.1136/bmjgast-2017-000164.PMID:29018540;PMCID:PMC5628288

Garcia-Martinez I, Weiss TR, Yousaf MN, Ali A, Mehal WZ (2018) A leukocyte activation test identifies food items which induce release of DNA by innate immune peripheral blood leucocytes. Nutr Metab (Lond) 11(15):26. https://doi.org/10.1186/s12986-018-0260-4.PMID:29651299; PMCID:PMC5896029

Printed in the United States
by Baker & Taylor Publisher Services